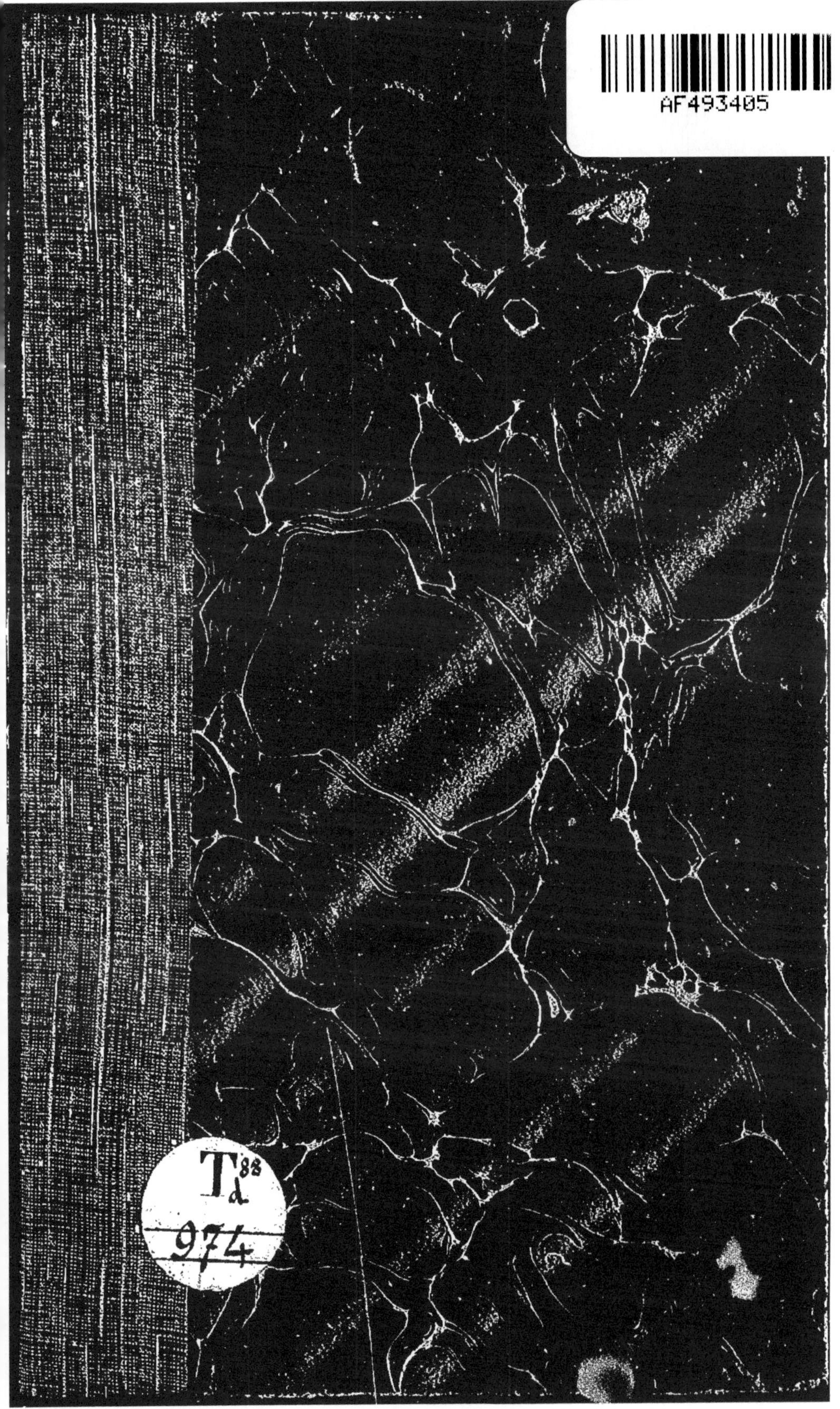

LEÇONS PUBLIÉES par *LE BULLETIN MÉDICAL*

HYGIÈNE & MALADIES

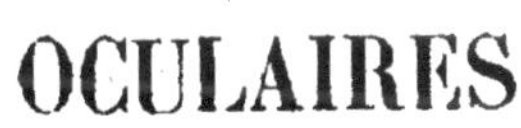

OCULAIRES

AUX DIFFÉRENTS AGES DE LA VIE

PAR

LE Dr E. VALUDE

Médecin de la Clinique Nationale Ophtalmologique des Quinze-Vingts

---

PARIS

A. MALOINE, Éditeur

23, 25, RUE DE L'ÉCOLE-DE-MÉDECINE

1900

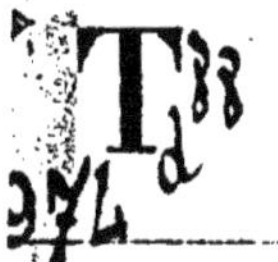

LEÇONS PUBLIÉES par *LE BULLETIN MÉDICAL*

HYGIÈNE & MALADIES

OCULAIRES

AUX DIFFÉRENTS AGES DE LA VIE

PAR

Le Dr E. VALUDE

Médecin de la Clinique Nationale Ophtalmologique
des Quinze-Vingts

PARIS
A. MALOINE, Éditeur
23, 25, RUE DE L'ÉCOLE-DE-MÉDECINE

1900

HYGIÈNE ET MALADIES OCULAIRES

PAR

LE DOCTEUR E. VALUDE

Médecin de la Clinique Nationale des Quinze-Vingts

Dans ces leçons, nous nous proposons de présenter, sous une forme abrégée, les notions nécessaires au diagnostic, traitement et prophylaxie des affections oculaires accessibles au médecin non spécialisé. Il nous a paru plus intéressant et plus profitable de grouper les maladies qui caractérisent plus particulièrement chaque période de la vie humaine. Certaines maladies pourront se présenter plusieurs fois, mais ces répétitions ne seront pas inutiles, car si la même affection se retrouve aux différents âges de l'homme, elle y apparaît d'ordinaire avec des caractères distincts pour chacun d'eux.

Nous prendrons donc, pour étudier les maladies oculaires, l'homme dès le premier instant de sa naissance, nous le suivrons dans son enfance, à l'école, dans l'âge adulte et enfin dans sa vieillesse.

I

EXAMEN DES AFFECTIONS OCULAIRES DU NOUVEAU-NE

1° Prophylaxie et traitement de l'ophtalmie purulente

Au moment où naît l'enfant, l'attention de l'accoucheur doit immédiatement se porter sur les yeux du nouveau-né. En effet, il est indispensable de pratiquer la désinfection des cavités oculaires pour éviter l'*ophtalmie des nouveau-nés,* et cette désinfection prophylactique doit être accomplie si promptement qu'il est recommandé de l'exécuter *avant la section du cordon.* Les statistiques d'Olshausen ont, en effet, démontré que la proportion des ophtalmies diminuait de moitié, selon que la désinfection oculaire était pratiquée de suite après la naissance, ou seulement quelques instants plus tard, après la section du cordon.

Sans déranger l'enfant de sa position entre les jambes de la mère, on essuiera donc ses yeux avec une boulette d'ouate hydrophile pour enlever le méconium et l'enduit gras ; on lavera légèrement les paupières avec de l'eau boriquée ou simplement bouillie, puis on introduira entre ses paupières, soit quelques gouttes d'une solution de nitrate d'argent à 2 % suivant la méthode classique de Crédé, soit un peu de poudre fine d'iodoforme, selon la pratique que nous avons nous-mêmes conseillée, après l'avoir expérimentée pendant sept années dans le service du regretté professeur Tarnier. Ces deux modes de prophylaxie sont également efficaces et les autres procédés qui ont pu être préconisés n'offrent pas plus — souvent même moins — de garanties, et sont généralement d'une exécution moins simple.

Malgré cette prophylaxie, mais, bien entendu, surtout dans les cas où elle n'a pas été mise en pratique, on voit encore trop souvent se développer l'ophtalmie des nouveau-nés, la *blennorrhea neo-natorum*. Elle s'annonce par une rougeur du bord palpébral, accompagnée de la sécrétion d'un liquide clair, citrin, jaune plus ou moins foncé; en deux jours les paupières deviennent gonflées, œdémateuses; la conjonctive, rouge, violacée et turgide, sécrète un pus épais et généralement très abondant.

L'ophtalmie des nouveau-nés est une affection très redoutable, le fait est certain, mais une erreur commune et considérable consiste à croire qu'elle est toujours grave. Les moyens de traitement très énergiques qui sont de mise lorsque le cas est sérieux, causent, en effet, les plus grands dégâts lorsque la maladie est bénigne, ce qui est la règle, en somme, dans plus de la moitié des cas. Je ne serai démenti par aucun oculiste en disant que dans la grande majorité des cas d'ophtalmie pour lesquels nous sommes appelés en consultation, l'affection a été aggravée par un traitement intempestif, et que les accidents cornéens, s'il en existe, sont entièrement déterminés par lui. Ceci ne veut pas dire qu'il faille rejeter les moyens énergiques de traitement dans cette maladie ; rien n'est plus loin de ma pensée. Je dis seulement qu'il importe de savoir reconnaître l'opportunité de chacun des traitements qui sont à notre disposition. Ce choix judicieux est proprement le rôle de l'oculiste. Je m'efforcerai de le schématiser autant que possible et surtout d'indiquer les écueils à éviter dans l'application de certaines substances qui, comme la langue humaine, d'après Esope le fabuliste, sont la pire ou la meilleure des choses, selon le mode d'emploi.

Tout au début, *avant que la suppuration ne soit établie*, il est contre-indiqué d'employer les caustiques. De simples lavages à l'eau boriquée, ou des instillations d'une solution de formol à 1/2 pour 100 suffisent ; la solution de permanganate de potasse à 1/5000 ou de chaux à 1/3000 agit bien, pourvu que l'irrigation ne soit pas répétée trop souvent dans les vingt-quatre heures.

On ne devra pas oublier que plus de la moitié

des ophtalmies du nouveau-né sont bénignes et susceptibles de guérir par de simples lavages, mais que si ces ophtalmies légères sont bénignes par elles-mêmes, elles sont, par contre, capables de s'exaspérer par le fait de remèdes trop irritants. Sous l'action d'un collyre au nitrate d'argent trop fort, ou faible même mais trop souvent employé, sous celle d'irrigations au permanganate réitérées, on voit les yeux s'altérer rapidement, surtout chez les enfants chétifs, prématurés, en état de déchéance vitale. J'ai vu, en quelques heures, la cornée prendre une teinte opaline complète alors que le collyre au nitrate d'argent instillé était un collyre faible à 1 %. Mais, croyant faire bien en faisant plus, et pensant pouvoir enrayer ainsi la maladie, on avait instillé ce collyre dès le premier jour et un nombre multiplié de fois dans les vingt-quatre heures. A ce point de vue des excès du traitement substitutif dans les ophtalmies du nouveau-né, il faut savoir que l'association des irrigations au permanganate et des cautérisations au nitrate d'argent constitue un ensemble trop irritant ; l'un et l'autre de ces remèdes pris isolément est excellent, mais leur réunion agit avec trop d'énergie et l'action surajoutée de ces deux substances est dangereuse pour la cornée.

Ajoutons que parmi les liquides de lavages il faut se garder, chez le nouveau-né, de solutions mercuriques et surtout du sublimé. Le sublimé est pernicieux pour la conjonctive des très jeunes enfants.

Qu'il nous soit permis d'insister sur ces tempéraments à apporter dans le traitement de l'ophtalmie des nouveau-nés. Certainement, dans les formes graves, bien des accidents surviennent parce que le médecin traitant ne sait pas ou n'ose employer le nitrate d'argent avec une suffisante énergie. Mais les formes graves ne sont pas les plus nombreuses, et nous avons la conviction, basée sur une expérience déjà ancienne, qu'un plus grand nombre d'accidents est causé par un excès maladroit dans le maniement des caustiques, que par une insuffisance des moyens employés.

En résumé, et pour revenir à la technique de la thérapeutique de l'ophtalmie, au début, avant la suppuration, ne pas entamer les grands moyens, se borner à des lavages antiseptiques réitérés deux ou trois fois par jour ; dans une bonne proportion des cas l'affection n'ira pas plus loin, ou bien il s'établira un léger catarrhe qui disparaîtra vite au moyen de quelques instillations d'un collyre au sulfate de zinc à 1 %. Si cependant la sécrétion devient abondante et vraiment purulente, c'est qu'il s'agit d'une ophtalmie véritable et il devient alors nécessaire d'agir.

Deux fois par vingt-quatre heures les paupières seront retournées l'une après l'autre, et la muqueuse touchée avec un pinceau volumineux trempé dans une solution de nitrate d'argent à 2 ou 3 % suivant l'abondance de la suppuration et la turgescence de la muqueuse. Jamais les cautérisations ou instillations de nitrate d'argent ne devront être plus multipliées. Aussitôt après la cautérisation, neutralisation à l'eau salée. Dans l'intervalle des cautérisations et toutes les deux ou trois heures au début, seront pratiquées des irrigations antiseptiques, mais sans effet irritant. Pour cette raison on écartera les solutions de permanganate. Si le gonflement des paupières est considérable on emploiera, comme liquide de lavage, une solution de naphtol à 1/5000 dont j'ai montré les bons effets il y a quelques années (*Bull. de la Soc. d'opht. de Paris*, 1888); si la suppuration domine par son abondance, on donnera la préférence à la solution thébaïsée recommandée par Tarnier : eau stérilisée 1 litre, extrait thébaïque 0,10 centigr. Ces irrigations seront avantageusement employées à une température assez élevée, à 35° et 40° C.

Au bout de quelques jours et si la suppuration diminue d'intensité, on abaissera le taux de la solution de nitrate d'argent à 2 % et à 1 %. Pour cette dernière solution il est inutile d'employer la neutralisation à l'eau salée.

Au cours de ce traitement il importe de surveiller avec soin la muqueuse conjonctivale et la cornée. Dès que, le lendemain d'une cautérisation, on apercevra, à la surface de la muqueuse, une petite couenne blanchâtre ou grisâtre dénotant que l'eschare produite par la cautérisation antérieure ne s'est pas encore détachée, on cessera de remettre du caustique jusqu'à la réapparition du pus.

Pour éviter ces accidents nécrosiques, écueil du traitement par le nitrate d'argent, M. Kalt a imaginé son traitement systématique de l'ophtalmie purulente par des irrigations au permanganate de potasse ou de chaux, seules, sans adjonction de cautérisations au nitrate d'argent. Cette méthode compte un certain nombre de partisans, surtout parmi les médecins généraux et les accoucheurs, mais la plupart des ophtalmologistes sont restés fidèles au nitrate d'argent qui donne plus de sécurité dans les cas graves. Si, toutefois, la méthode des irrigations au permanganate était exempte des dangers que présente le nitrate d'argent mal manié, je serais également partisan de la recommander comme une méthode générale accessible à tous. Mais il n'en est pas ainsi et les excès de zèle dans l'emploi du permanganate sont aussi fréquents et aussi dangereux qu'avec le nitrate d'argent. J'ai eu l'occasion d'observer plusieurs cas où les cornées avaient été altérées par des irrigations trop répétées ou par des solutions trop fortes de cette substance.

En résumé, ce qu'il faut faire avec le permanganate de potasse (solution à 1/5000) qui est un bon agent de traitement, ou le nitrate d'argent qui en est un meilleur, c'est d'en surveiller l'action. Le moment où la substance caustique atteint la vitalité de la muqueuse, de telle sorte qu'il est dangereux d'en continuer l'application, est ordinairement indiqué par la persistance, d'une cautérisation à l'autre, d'une pseudo-membrane nécrosique superficielle ; on devra attendre, dès lors, la reprise de la suppuration et de l'aspect rouge de la muqueuse pour reprendre le traitement.

A la période ultime de la maladie, quand la conjonctive devient villeuse, granuleuse, et que la sécrétion prend une marche chronique, on emploiera des attouchements pratiqués avec le cristal d'alun ou de sulfate de cuivre (pierre divine).

Si, au cours de l'ophtalmie purulente, il survient des accidents du côté de la cornée, on cessera les applications de nitrate d'argent et on ajoutera, aux irrigations antiseptiques chaudes ordinaires, l'instillation de quelques gouttes d'un collyre au bleu de méthylène à 1/200, puis l'application, avec un petit pinceau passé entre les paupières, d'une pommade à l'iodoforme à 5 %. Les yeux seront ensuite recouverts d'une légère compresse de ouate sèche, maintenue par un simple ruban, sans adjonction de taffetas gommé.

2° Conjonctivites pseudo-membraneuses.

Outre l'ophtalmie purulente ordinaire, les nouveau-nés sont parfois affectés de conjonctivites dans lesquelles la muqueuse apparaît recouverte d'exsudats adhérents, blanchâtres ou grisâtres et avec une suppuration modérée ou nulle. Ces conjonctivites pseudo-membraneuses ne sont pas toutes diphtéritiques ; à côté de celles que cause le bacille de Löffler, il s'en trouve un bon nombre qui sont dues à des associations microbiennes variables, dans lesquelles se rencontrent tous les microbes susceptibles de donner lieu à des catarrhes conjonctivaux. Ces conjonctivites, si diverses dans leur origine, ont, par contre, un point commun, le traitement local. On devra, dès le moment qu'il existe une manifestation pseudo-membraneuse, supprimer tous les caustiques, surtout le nitrate d'argent et même le permanganate de potasse. On se bornera à des irrigations très chaudes, à 40 ou 45°, d'une solution boriquée, ou mieux de la solution thébaïsée indiquée plus haut, puis on appliquera la pommade à l'iodoforme. Si la cornée est prise, on aura recours aux instillations de bleu de méthylène. Ce traitement local suffira si la cause de l'infection est indéterminée ; s'il s'agit du bacille de Löffler il faudra, bien entendu, mettre énergiquement en action le traitement spécifique par les injections de sérum. L'action du sérum de Marmorek, si la conjonctivite est due au streptocoque, est moins démontrée.

3° Affections lacrymales.

Les nouveau-nés sont sujets aux affections lacrymales plus qu'on ne le pense. La dacryocystite se manifeste ordinairement vers le dixième jour de la naissance ou un peu plus tard par un léger catarrhe de la conjonctivite; les yeux sont collés le matin. En même temps que l'écoulement muco-purulent, les parents reconnaissent souvent l'existence d'un larmoiement abondant qui peut mettre sur la voie du diagnostic. Toutefois, assez souvent aussi, le larmoiement est peu marqué, si bien que c'est l'échec du traitement dirigé contre la conjonctivite, la persistance d'une suppuration que ne modifie pas le traitement rationnel, qui dirige l'attention du côté des voies lacrymales. Une pression ascendante exercée sur la région du sac fait sourdre par les points lacrymaux, et parfois en abondance, un pus ordinairement assez liquide et bien lié, très jaune. Dès lors le diagnostic est établi. Sachant la possibilité et même la fréquence relative de cette affection, je ne manque jamais, dans les cas où l'on me présente un enfant atteint de catarrhe léger de la conjonctive, de faire l'exploration du sac par la pression digitale.

Il est assez rare que chez le nouveau-né la dacryocystite, prenant une allure phlegmoneuse, se termine par une ouverture spontanée en dehors et la formation d'une fistule. Il existe cependant des cas de ce genre et j'ai vu, chez un enfant âgé de huit jours, un phlegmon du sac qui se serait certainement ouvert à l'extérieur, si je n'avais opéré le débridement large des voies naturelles.

Ces dacryocystites des nouveau-nés, pour la plupart des cas, sont dues, on le sait exactement par des recherches anatomiques multiples, dont les dernières, toutes récentes, sont de M. Rochon-Duvigneaud, à un retard ou un défaut dans l'ouverture du bout inférieur du canal nasal, à son abouchement dans les fosses nasales. Quand il s'agit d'un simple retard dans cette ouverture, l'affection guérit seule, aidée d'un traitement qui consiste en instillations biquotidiennes d'un collyre au sulfate de zinc ou de nitrate d'argent à 1/200 pour modifier le catarrhe conjonctival, et en pressions répétées sur la région du sac pour obtenir la désobstruction des voies nasales inférieures. Si l'obstruction est permanente, le traitement médical ne pourra suffire ; il faut en venir à débrider le point lacrymal et à passer une sonde pour déboucher l'orifice inférieur du canal. Cette petite opération n'offre pas de difficultés et s'applique à plus forte raison aux cas où le larmoiement est dû, comme chez l'adulte, à des rétrécissements du canal; ce qui existe aussi, quoique assez rarement, chez l'enfant nouveau-né.

4° Affections congénitales

En dehors des conjonctivites et de ces formes catarrhales de dacryocystite, le nouveau-né n'offre guère d'affections inflammatoires primitives qui vaillent d'être mentionnées en ces leçons où ne peuvent être traitées que les affections les plus communes; les kératites, les blépharites ne se voient qu'à un âge plus avancé.

Ce qu'il faut examiner avec soin chez l'enfant tout jeune, c'est s'il existe certaines affections congénitales et en particulier la cataracte, surtout si les parents de l'enfant présentent des lésions de ce genre. Les malformations congénitales des paupières et même de l'iris, colobomes, ptosis, sont immédiatement et facilement reconnues, et d'ailleurs le traitement n'a guère à intervenir,sinon pour le ptosis et plus tard; mais pour la cataracte il importe que le diagnostic soit promptement établi. L'existence de la cataracte se découvre d'ordinaire assez facilement si on examine les yeux obliquement, parce que les cataractes des enfants sont molles et d'une teinte assez blanche; il est nécessaire, pour compléter le diagnostic, de reconnaître si l'opacification du cristallin est complète ou limitée au noyau et enfin si l'iris est libre ou adhérent, ce qui serait l'indice alors de l'existence d'une iridochoroïdite intra-utérine et entraînerait un pronostic assez sombre. L'instillation d'un collyre à l'atropine permet de vérifier, en un quart d'heure, ces deux points importants. L'existence de la cataracte une fois démontrée, il restera à fixer le moment de l'opération qui consistera en une extraction ou en une simple iridectomie selon que l'opacification sera complète ou partielle. On attendra utilement, pour intervenir, l'âge de six mois, qui est l'époque à laquelle les enfants cherchent réellement à fixer les objets qui les entourent.

II

EXAMEN DES AFFECTIONS OCULAIRES CHEZ L'ENFANT

Chez les sujets de la seconde enfance les conjonctivites purulentes n'ont plus l'intensité ni la gravité des ophtalmies du nouveau-né. Ce sont de simples catarrhes conjonctivaux plutôt que des conjonctivites purulentes la plupart du temps, et le type de ces affections est la conjonctivite que j'ai appelée « scolaire » à cause de son ordinaire origine dans la fréquentation de l'école. Elles s'observent souvent chez les enfants.

Mais ce qui se voit avec une bien plus grande fréquence et qui est la maladie vraiment caractéristique de cet âge compris entre trois et douze ans, c'est l'ophtalmie phlycténulaire, qui comprend la conjonctivite et la kératite phlycténulaires ainsi que la blépharite ulcéreuse des scrofuleux. Ces lésions sont du même ordre que l'impétigo cutané, aussi le peuple les dénomme-t-il des gourmes ; on peut dire, sans exagération, que près des neuf dixièmes des enfants qui se présentent aux consultations hospitalières en sont atteints.

Ophtalmie phlyténulaire

La phlyctène, qui constitue la lésion type de cette maladie, se présente avec les caractères suivants : sur la conjonctive c'est une petite élevure rouge et conique d'abord, dont le sommet s'ouvre rapidement en cratère, pour donner l'apparence d'une petite ulcération grisâtre, à bords peu saillants. Les phlyctènes conjonctivales guérissent toujours sans laisser de traces. Sur la cornée, la phlyctène apparaît comme une petite nodosité grise, demi-transparente, qui ressemble à une bulle d'herpès. La bulle s'ulcère, donnant lieu à une petite perte de substance arrondie et peu profonde qui guérit sans complications et sans laisser de traces, si l'affection est prise au début et soignée convenablement.

Telles sont les lésions types et simples de l'ophtalmie phlycténulaire, mais ces manifestations morbides se présentent avec des degrés très variables de gravité suivant qu'elles sont isolées ou espacées, uniques ou multipliées, enfin qu'elles ont été soignées ou négligées, ce qui est le cas le plus fréquent.

La conjonctivite phlycténulaire simple n'est jamais grave, quel que soit le nombre des phlyctènes; celui-ci n'est, d'ailleurs, jamais considérable. L'affection est seulement marquée par une rougeur plus ou moins vive de la muqueuse et par une sécrétion muco-purulente, parfois abondante, qui peut faire croire à une conjonctivite catarrhale.

La cornée est rarement prise seule, à moins qu'il ne s'agisse que d'une phlyctène isolée. La forme morbide la plus commune est la *kérato-conjonctivite phlycténulaire* où l'on trouve des phlyctènes sur la cornée et au limbe scléro-cornéen. La gravité de cette variété de l'ophtalmie phlycténulaire se tire moins du nombre même des pustules, que de la tendance que peuvent avoir les lésions cornéennes à augmenter d'étendue en surface et en profondeur.

Ainsi parfois l'ulcération se propage dans les couches superficielles de la cornée et devient serpigineuse; en même temps, des vaisseaux venus du limbe envahissent l'ulcération et en suivent le parcours (kératite en bandelettes). Cet ulcère reste toujours superficiel.

D'autrefois, avant ou sans que la pustule ne s'ulcère, il se forme une infiltration en profondeur des lames de la cornée par des globules de pus et il s'établit une tache, grisâtre d'abord, puis jaunâtre, qui représente l'abcès de la cornée. Cet abcès peut tendre à s'ouvrir dans la profondeur, en même temps qu'à s'ulcérer à l'extérieur et, quand il fuse en dedans, on voit apparaître, dans la chambre antérieure, du pus (Hypopyon) qui va se loger dans les parties déclives de la cavité. Outre l'éventualité d'une hernie ou d'une adhérence de l'iris, qui sont les deux résultantes d'une perforation de ce genre, ces abcès se terminent par l'établissement d'une taie indélébile, toutes les fois qu'il y a eu ulcération extérieure.

Une troisième complication de la kérato-conjonctivite phycténulaire est le *pannus* qui consiste dans une prolifération vasculaire plus ou moins étendue et superficielle à la place de l'épithélium cornéen. La cornée apparaît striée de fins vaisseaux à l'éclairage oblique d'une loupe.

La kérato-conjonctivite phlycténulaire, dans ses formes graves, est très souvent associée à la *blépharite glandulo-ciliaire* qui constitue le troisième terme de la triade comprise sous le nom d'ophtalmie phlycténulaire.

Dans sa forme modérée ou isolée, la blépharite glandulo-ciliaire est caractérisée par une rougeur générale des bords palpébraux qui sont également un peu gonflés. Les cils, accolés par petits bouquets sous forme de pinceaux raides, pénètrent par leur base dans des pustules encroûtées qui garnissent le sol ciliaire. Parfois, ces croûtes deviennent si volumineuses qu'elles s'élèvent le long des cils en pyramides solides; il devient alors très difficile de les enlever. Si, par une friction douce ou avec une pince, on parvient à écarter ces croûtes, on voit apparaître le bord ciliaire exulcéré, avec de petites dépressions correspondant aux pustules et aux cils qui ont été arrachés.

Les lésions de la blépharite et de la kérato-conjonctivite phlycténulaire s'associent et se rencontrent au maximum chez les enfants abandonnés à eux-mêmes et mal tenus de la classe la plus misérable de la société. On voit alors ces enfants se présenter dans un état lamentable, le visage rempli de plaques ou d'ulcérations impétigineuses, les narines envahies de croûtes ou suintantes, les oreilles également garnies d'impétigo et la lèvre supérieure hypertrophiée suivant ce qui s'observe chez les scrofuleux. Ces enfants, en proie à une intense photophobie, contractent leurs paupières par un blépharospasme violent, et défendent, en outre, leurs yeux de la lumière avec leurs deux mains. Il en résulte que ce qui leur reste de peau intacte sur le visage est d'ordinaire humide de larmes et maculé, par leurs mains, de traînées noirâtres. Si, malgré leur défense, on réussit à visiter et à ouvrir leurs yeux (et on n'y réussit qu'en renversant ces enfants et en maintenant leur tête prise entre les genoux), on voit les quatre paupières entièrement bordées de croûtes épaisses, laissant filtrer sur leurs bords un écoulement séro-purulent mêlé de larmes; ces croûtes, en s'enlevant, arrachent les cils et laissent à leur place un bord palpébral déchiqueté et saignant. Pour peu que cette situation se prolonge, le bord des paupières subit une déformation cicatricielle qui entraîne une déviation permanente de tout ou partie de la rangée des cils; c'est ainsi que s'établissent l'entropion et le trichiasis.

Du côté de l'intérieur de l'œil, l'écartement forcé des paupières amène à constater l'existence de lésions pustuleuses variables de la conjonctive et de la cornée suivant les modalités que nous avons énumérées plus haut. Il est exceptionnel pourtant que la conjonctive soit seule prise dans ces états graves; la cornée est toujours atteinte plus ou moins profondément.

Les enfants atteints d'ophtalmie phlycténulaire présentent très souvent, avons-nous dit, des éruptions impétigineuses à la face ou au cuir chevelu; plus souvent encore il existe de l'écoulement des narines. Il est à remarquer que, quand la maladie est limitée à un seul œil, il est constant de voir la rhinite n'exister que de ce côté. Toutes ces constatations ont conduit un grand nombre d'auteurs à admettre que la phlyctène était moins l'expression d'un état général, la scrofule, que le résultat d'une infection locale staphylococcique, de même nature que l'impétigo. En tout cas, la mauvaise hygiène, la malpropreté, la phthiriase du cuir chevelu notamment, favorisent singulièrement l'évolution des lésions.

Et, par déduction, il suffit déjà de tenir l'enfant propre pour modifier considérablement la gravité des symptômes morbides. Que de fois n'avons-nous pas vu des enfants admis dans nos salles et dont l'état se transformait en deux jours, avant qu'on eût commencé à instituer un traitement médicamenteux, parce que, durant ce laps de temps, on leur avait lavé le visage et les mains, coupé les ongles, rogné les cheveux et nettoyé la tête, et enfin qu'on leur avait donné du linge blanc. Ces divers soins de propreté sont donc nécessaires ici. Pour améliorer l'état général on administrera aux enfants de l'huile de morue ou des préparations iodurées, et on conseillera l'usage des bains salés chauds. La thalassothérapie ou le séjour à campagne seraient excellents.

Le traitement local est simple parce qu'il est unique dans tous les cas, qu'ils soient légers ou graves. Il consistera à laver à l'eau boriquée tiède les yeux malades et à introduire deux fois par jour, entre les paupières, une certaine quantité de pommade à l'oxyde jaune d'hydrargyre à 1, 2 ou 3 pour 100 de vaseline. S'il s'agit de blépharite seule on peut employer cette pommade à une plus forte dose pour garnir le bord des paupières, et aller jusqu'à 1 gr. ou même 2 gr. pour 20 de vaseline. Avant l'application de cette pommade on débarrassera les bords palpébraux de leurs croûtes soit par une friction un peu rude avec du coton imbibé d'acide borique, soit même en les enlevant avec une pince. Il sera bon toutefois, avant d'agir ainsi mécaniquement pour l'ablation de ces croûtes, de les ramollir par l'application d'un cataplasme de fécule.

S'il n'existe pas de lésions cornéennes on se bornera à l'emploi de la pommade jaune qui constitue le fond du traitement de l'ophtalmie phlycténulaire dans toutes ses modalités; si la cornée est atteinte, on ajoutera l'instillation, une fois par jour, d'un collyre à l'atropine à 1 p. 100.

Une recommandation importante est de ne pas laisser emprisonner les yeux des enfants sous un bandeau quelconque, l'occlusion augmentant fâcheusement la sécrétion conjonctivale. Pour obvier à la photophobie on prescrira le port de lunettes fumées même chez les sujets très jeunes.

Les lésions de voisinage recevront les soins qu'elles comportent; la rhinite, en particulier, sera traitée par des applications boriquées.

Le blépharospasme est parfois si intense qu'il exige un traitement spécial. On fera chaque matin, à l'enfant, à l'aide d'un irrigateur chargé d'eau froide, une douche forte, glacée, sur ses paupières fermées. On pourra essayer aussi de frictionner les paupières avec l'onguent napolitain belladonné. Enfin si ces moyens échouent, il faut en venir à exécuter la dilatation forcée de la fente palpébrale au moyen d'un écarteur à ressort laissé en place pendant dix à quinze minutes chaque jour.

Conjonctivite catarrhale

Cette forme de conjonctivite naît épidémiquement dans certains milieux et surtout à l'école, frappant des enfants de quatre à dix ans le plus souvent; elle mérite véritablement le nom de conjonctivite « scolaire ».

La conjonctivite catarrhale aiguë se caractérise par une rougeur vermillon de la conjonctivite bulbaire et par une turgescence modérée de la conjonctivite palpébrale; en même temps les paupières sont agglutinées le matin au réveil, assez peu gonflées d'ailleurs et on trouve, dans le cul-de-sac, des filaments jaunâtres de muco-pus.

Le muco-pus dans le cul-de-sac inférieur des paupières est l'élément capital du diagnostic. On n'observe rien de pareil dans l'ophtalmie phlycténulaire décrite précédemment, qui ne sécrète que des larmes, à moins qu'à cette forme morbide ne se surajoute un élément infectieux. L'existence chez quelques sujets de larges phlyctènes, coïncidant avec un catarrhe conjonctival, ne suffira pas à entraîner le diagnostic d'ophtalmie phlycténulaire, car certaines conjonctivites aiguës peuvent présenter des amas de sérosité formant des phlyctènes.

Au point de vue du traitement, d'ailleurs, le fait importe peu; dès le moment où l'affection se présente comme un catarrhe conjonctival, avec une couleur rouge vermillon de la muqueuse et du pus en amas ou en filaments dans les culs-de-sac, la thérapeutique devra être celle-ci : lavages fréquents avec la solution boriquée et instillations, matin et soir, du collyre suivant :

Eau distillée....	10 gr.
Nitrate d'argent.	0 gr. 10
Laudanum......	X gouttes

S'il s'agit d'une ophtalmie phlycténulaire avec infection catarrhale surajoutée, le traitement substitutif n'en sera pas moins de mise; au bout de quelques jours, le catarrhe étant disparu, on se trouvera en présence des seules formations phlycténulaires qui seront traitées par l'application habituelle de pommade jaune.

Conjonctivite exanthématique

Il faut faire une exception cependant, au point de vue de la thérapeutique du catarrhe conjonctival, pour les conjonctivites qui succèdent aux fièvres éruptives et notamment à la rougeole. Ici, bien qu'il existe un catarrhe abondant et une apparence d'infection conjonctivale, le traitement substitutif ou caustique ne convient pas. Les instillations de nitrate d'argent, de sulfate de zinc même, sont défavorables.

Cette ophtalmie post-rubéolique, tout en ayant les caractères extérieurs d'une conjonctivite purulente, doit, en effet, être rapprochée étroitement de l'ophtalmie phlycténulaire des scrofuleux; on trouve ici comme là des lésions impétigineuses concomitantes et nous l'avons jadis décrite sous la désignation expresse d'*ophtalmie scrofuleuse* (*Traité des maladies des yeux chez les enfants*, in « Traité des maladies de l'enfance de Grancher, Marfan, etc.). Le traitement sera conforme à ces données et consistera, outre des lavages, en l'application de pommades au précipité jaune.

Granulations

La conjonctivite granuleuse vraie, le trachome, l'ophtalmie d'Egypte, en somme, s'observe bien chez les enfants, mais avec une fréquence moindre que chez l'adolescent ou l'adulte; nous étudierons cette maladie dans les leçons ultérieures. Mais en revanche il est une affection plus particulière à la seconde enfance, souvent confondue avec le trachome et aussi avec la conjonctivite phlycténulaire; cette affection singulière est connue sous le nom de *catarrhe printanier*.

Le nom est d'ailleurs mal forgé, car il n'existe jamais ici de sécrétion catarrhale et la maladie ne survient pas toujours à l'époque du printemps.

Cette affection, assez peu rare, atteint surtout les garçons et présente ce caractère très spécial de revenir chaque année à la même saison (pas toujours le printemps), d'où le nom qui lui a été donné aussi de *conjonctivite saisonnière*. Les lésions se localisent en deux points : à la conjonctive du tarse supérieur et au pourtour de la cornée, mais ces deux ordres d'altérations ne coexistent pas toujours.

La conjonctive du tarse supérieur se montre garnie d'excroissances larges et aplaties qui figurent un pavage grossier et irrégulier, lequel simule les granulations trachomateuses; ces excroissances sont dures et leur tissu crie sous le scalpel. Toute la région malade est recouverte d'une sorte d'enduit blanc-bleuâtre, opalin.

Au limbe on observe, surtout aux bords interne et externe de la cornée, de petites végétations pâles, épaisses, coriaces, d'une teinte rosée, qui n'ont aucune tendance à s'ulcérer (ce qui les distingue des phlyctènes) et qui persistent plusieurs mois avec cet aspect. Cette affection est peu douloureuse; elle se répète plusieurs années, toujours à la même époque, et finit par s'éteindre d'elle-même. On ne connaît aucun traitement efficace de cette maladie. La nature en reste même problématique; certains auteurs la rapprochent du trachome.

Chalazion

Aux paupières, outre la blépharite glandulo-ciliaire décrite plus haut, il n'est pas très rare d'observer chez les enfants des petites tumeurs arrondies, nées aux dépens des acini des glandes meibomiennes et qu'on nomme des chalazions. Nous retrouverons ces chalazions chez l'adulte et nous traiterons alors de leur opération ; ce qu'on en peut dire de particulier chez les enfants, c'est que leur disparition spontanée est plus fréquente que chez l'adulte. On favorisera cette résorption par des badigeonnages iodés quotidiens, pratiqués sur la peau des paupières au niveau du chalazion, et continués pendant quinze jours.

Affections des voies lacrymales

Chez les sujets de la seconde enfance les affections des voies lacrymales sont, dans l'immense majorité des cas, dues à des lésions osseuses et scrofuleuses du canal nasal. On aura affaire alors à des dacryocystites fongueuses avec formation de fistule lacrymale. Contre de telles lésions, la canalisation simple et même le curettage par les voies naturelles réussissent rarement. Il faut le plus souvent en venir à la destruction ignée des masses fongeuses ostéo-périostiques. Un traitement général énergique est aussi de mise et, plus qu'en tout autre circonstance, la thalassothérapie sera indiquée.

Lésions accidentelles de l'œil

Si l'on met à part certaines chorio-rétinites ou névrites optiques congénitales, et les tubercules de l'iris (lésion rare), on peut dire qu'il existe peu de maladies portant, chez l'enfant, leur atteinte dans l'intérieur de l'œil.

Il faut néanmoins faire une place importante aux lésions traumatiques du globe, très fréquentes chez les sujets de la seconde enfance. Les enfants de quatre à dix ans, en raison de leur imprudence à manier plumes à écrire, ciseaux, couteaux, etc., comptent dans nos statistiques nosologiques pour une proportion assez considérable de traumatismes pénétrants du globe.

Les plaies de la cornée, à moins qu'elles ne soient très superficielles, sont des plus sérieuses chez l'enfant à cause des accidents septiques qui peuvent s'ensuivre et de la choroïdite purulente qui est toujours à craindre.

Outre l'infection de la plaie, il y a lieu de redouter l'enclavement de l'iris quand la plaie est pénétrante, si le traumatisme a été fait par un instrument tranchant. Lorsque le traumatisme reste sans complications la cornée demeure brillante et polie ; si la plaie s'infecte, la cornée ternit et la chambre antérieure se trouble, puis l'iris devient grisâtre et il survient de l'hypopyon. A cette période les complications graves sont difficiles à enrayer et tout se termine souvent par un phlegmon de l'œil entraînant l'atrophie du globe. Si la plaie est récente et non infectée, on désinfectera l'œil avec une solution de cyanure d'hydrargyre à 1/1500e et on le maintiendra emprisonné sous un pansement occlusif sec et rare à la gaze aseptique, jusqu'à complète cicatrisation.

Lorsque la plaie commence à s'infecter, je conseille d'arroser quatre fois par jour l'œil, et largement, avec une solution de sublimé au millième et d'appliquer de la pommade iodoformée, en même temps qu'on instillera quelques gouttes d'un collyre à l'atropine à 1°/₀.

Si l'iris était trop largement hernié, il en faudrait faire la résection avant de pratiquer la désinfection et l'occlusion de l'œil; de même une plaie cornéenne s'étendant à la sclérotique sera utilement fermée par un point de suture.

III

TROUBLES VISUELS CHEZ L'ENFANT ET HYGIENE SCOLAIRE

Les praticiens, absorbés par la médecine générale, ne possèdent généralement aucune donnée pour reconnaître la nature des troubles visuels et les amétropies, si fréquentes chez les jeunes sujets. Ils sont, en conséquence, mal documentés pour diriger l'hygiène oculaire des enfants à l'école, et cette question si importante se trouve fâcheusement négligée.

Vers l'âge de six ans, lorsque l'enfant commence, avec la lecture, à s'appliquer à la vision de près, il est très utile de reconnaître, au moins approximativement, la qualité visuelle du sujet, pour organiser son hygiène oculaire en conséquence; on pourra ainsi, par des mesures bien prises, enrayer parfois les progrès de la myopie et empêcher, lors du strabisme, un œil de devenir complètement amblyope.

Le but de cette leçon sera de chercher à mettre à la portée des médecins non spécialisés, des notions simples qui leur permettront de formuler, avec autorité, non seulement les règles générales d'hygiène oculaire applicables à tous les enfants, et qui devraient être affichées dans toutes les écoles, mais encore des recommandations particulières suivant que l'enfant sera myope ou hypermétrope et qu'il aura ou non une tendance au strabisme.

Myopie

La myopie est de tous les troubles de réfraction, ou amétropies, celui qui se révèle le plus tôt et qui se diagnostique le plus facilement quand il est prononcé. Outre les renseignements tirés de la myopie des ascendants directs ou indirects, chacun sait que le myope se reconnaît à ce double caractère qu'il ne voit pas de loin mais que, par contre, il voit excessivement bien de près et même les plus fins objets. Mais ceci est vrai pour le myope très accentué, tandis que le myope faible échappe souvent au diagnostic, ou du moins ne consent pas à convenir qu'il est myope, parce qu'il distingue encore assez de choses de loin et qu'il n'a pas besoin, pour lire, de se rapprocher à l'extrême du papier. Et cependant ces myopies moyennes ou faibles sont utiles à connaître, moins pour les corriger par des verres, si les sujets préfèrent s'en passer, que pour leur imposer une règle de conduite capable d'enrayer les progrès de l'amétropie. Si donc il semble qu'un enfant ait, pour les objets éloignés, une vue moins perçante que ses condisciples, on devra l'examiner au point de vue d'une myopie moyenne probable. Est déjà myope un enfant qui, à travers une rue, distingue avec difficulté l'heure à une horloge publique, le nom de la rue sur l'écriteau municipal. Pour s'assurer si le trouble visuel ne dépend pas de l'astigmatisme ou d'une lésion organique de l'œil, on recherchera la qualité de la vision à la lecture de près; le myope moyen lit les caractères les plus fins à 20 ou 25 centimètres sans difficulté, ce qui n'est pas le cas pour l'astigmate et à plus forte raison pour celui qui est atteint de lésions du fond de l'œil.

En résumé, pour le myope fort, mauvaise vue à distance et bonne vision de tout près; pour le myope faible ou moyen, vision médiocre de loin et très bonne à la distance de 30 à 40 centimètres (ceci pour répondre à ceux qui se refusent à reconnaître leur myopie parce qu'ils lisent à une distance ordinaire). La vision excellente de près à 10 centimètres pour les myopes forts, à 30 centimètres et plus pour les myopes faibles est ce qui distingue la myopie des autres troubles de réfraction et en particulier de l'astigmatisme. Le moyen subjectif le plus simple pour reconnaître, d'autre part, si le trouble visuel de l'enfant est dû à une amétropie sans lésions ou à une altération organique du fond de l'œil ou des milieux transparents profonds (cristallin, corps vitré) consiste à faire regarder le sujet à travers un trou dit sténopéique, c'est-à-dire un trou d'épingle dans une carte, par exemple. Les troubles de réfraction sont annihilés pour un si petit faisceau lumineux, et la myopie n'a plus d'effet ; les objets les plus éloignés sont vus distinctement par les myopes. S'il existe, au contraire, des lésions organiques, les troubles visuels qui en résultent persistent complètement, malgré cette vision sténopéique, ou même sont plutôt aggravés, en raison de la petitesse du faisceau lumineux qui pénètre dans l'œil.

Une fois la myopie reconnue ou pressentie, il s'agira de savoir s'il convient de faire ou non porter des verres à l'enfant. En dehors de l'avis, toujours nécessaire d'un oculiste, on peut poser comme règles générales les suivantes : pour une myopie moyenne permettant la lecture d'un livre à 30 centimètres (3 à 7 dioptries), on donnera des verres concaves pour la vision éloignée, *mais l'enfant devra lire et écrire sans verres.* Pour une myopie plus forte, nécessitant le rapprochement marqué des yeux à la lecture, on donnera des verres pour voir de loin, et des verres plus faibles pour la lecture et l'écriture. Ces verres seront nécessaires pour que les enfants puissent obéir à la prescription formelle d'hygiène qui leur interdira de se rapprocher pour la lecture à moins de 25 centimètres.

Pour permettre aux enfants de suivre un cours au tableau tout en prenant simultanément des notes, on prescrira des verres à double foyer, le verre supérieur étant apte à la vision de loin, l'inférieur à celle de près (verres Franklin). Enfin il faut savoir que nous avons encore une ressource quand la myopie devient progressive ou qu'elle est tellement forte qu'aucun verre ne peut l'améliorer; c'est l'opération qui consiste à enlever le cristallin comme dans l'extraction de la cataracte. Un myope extrêmement fort peut, après cette opération, lire et travailler sans verres, et les succès de ce mode opératoire ne se comptent plus aujourd'hui.

Comme complément à la correction par les verres, les myopes doivent être astreints à des règles générales très précises d'hygiène oculaire. Ces règles sont en réalité applicables à tous les sujets et elles constituent à proprement parler l'hygiène visuelle scolaire, mais elles sont d'obligation absolue pour les myopes; on pourrait les comprendre aussi bien dans le traitement prophylactique de la myopie.

Le premier point et le plus important est la distance au travail rapproché. Il doit être absolument interdit aux enfants de lire et d'écrire à moins de 20 centimètres. La bonne distance est de 25 à 33 centimètres. Pour obtenir le résultat désiré, si l'enfant n'y voit pas, on lui prescrira des verres assez forts pour corriger sa myopie à cette distance et si sa mauvaise attitude tient à un défaut d'attention ou de bonne volonté de sa part, on aura recours aux redresseurs variés qui se trouvent dans tous les mobiliers scolaires. Le plus simple des redresseurs consiste en une règle de 25 centimètres qu'on fixera au front de l'enfant et qui, butant sur le pupitre, empêchera le front de s'approcher du cahier de lecture.

La question de l'éclairage est aussi de première importance. L'éclairage diurne doit être tel que chaque élève voie le ciel de sa place sur une étendue de 30 centimètres au moins. L'éclairage bilatéral est le meilleur. Comme éclairage artificiel, par ordre décroissant de qualité, c'est la lampe électrique à incandescence, la lampe Wenham, le bec Auer, le bec de gaz ordinaire, la lampe intensive à pétrole. La lampe à huile serait bonne, à la condition que chaque élève en eût une et munie d'un abat-jour.

Le mobilier scolaire doit remplir les conditions suivantes : la distance entre le banc et la table sera négative (table surplombant le banc) ou nulle. La différence de hauteur entre le banc et la table sera telle que le coude se pose naturellement sur la tablette. Le banc sera muni d'un dossier assez rapproché pour servir d'appui pendant l'écriture. Il existera des planchettes d'appui pour les pieds. Enfin l'inclination du pupitre sera de douze degrés.

Le genre d'écriture sera conforme au précepte formulé par George Sand : *Ecriture droite, sur papier droit, corps droit.* Cette règle sera imposée au cours élémentaire seulement; plus tard on laissera les enfants incliner le papier vers la gauche, pour plus de rapidité dans l'écriture.

Les livres scolaires devront avoir une bonne lisibilité, telle qu'éclairés par une bougie distante de un mètre, ils soient lisibles pour une bonne vue à la distance de 80 centimètres. Les atlas doivent pouvoir être lus à 40 centimètres.

Comme méthodes d'enseignements on reculera jusqu'à l'âge de six ou sept ans l'usage des livres; jusque-là on se bornera à des exercices à la craie au tableau noir.

La durée des heures de travail, importante pour tous les sujets, doit être surveillée avec une attention extrême chez les myopes. Une attention trop prolongée, jointe au rapprochement excessif des objets, sont les deux causes qui favorisent le plus énergiquement la progression de la myopie.

Pour les petits on les fera travailler une heure consécutive; pour les enfants des écoles primaires une heure et demie; pour les enfants plus âgés, aucune séance ne devra dépasser deux heures. Les sujets atteints de myopie un peu accusée devront, de temps à autre, toutes les demi-heures environ, laisser reposer leurs yeux quelques minutes en les tenant fermés et la tête étant relevée.

Asthénopie musculaire

A côté de leur imperfection visuelle dans la fixation à distance, les myopes éprouvent parfois certains troubles dans le travail de près. Ils déclarent qu'après une fixation un peu soutenue, ils voient double, et les parents remarquent souvent qu'à ce moment un de leurs yeux se dévie et s'écarte de la fixation. Les sujets trouvent parfois d'eux-mêmes le remède à ces phénomènes pénibles et qui consiste à supprimer le désaccord des yeux en fermant l'un des deux avec la main. C'est l'*asthénopie musculaire ou insuffisance des droits internes* incapables de soutenir, un temps prolongé, l'effort de la convergence.

On pourra remédier à cette insuffisance de convergence en faisant porter à l'enfant des verres prismatiques à base interne qui suppléeront à l'effort musculaire impuissant. Pour les degrés plus élevés de cette affection, il faut agir opératoirement par la ténotomie des droits externes ou mieux l'avancement des droits internes.

Hypermétropie

Ce genre d'amétropie est assez difficile à faire comprendre au public qui ne peut admettre qu'un enfant porte les verres de son grand-père et qu'il soit « presbyte avant l'âge ». Il faut savoir, du reste, que l'hypermétropie étant, en somme, une insuffisance de réfringence des milieux de l'œil, se trouve le plus souvent compensée par les efforts accommodatifs de l'enfant, et cela d'autant plus complètement qu'il sera plus jeune. Ainsi l'hypermétropie, à moins qu'elle ne soit forte, se révèle ordinairement beaucoup plus tardivement que la myopie, car elle ne se manifeste que lorsque l'accommodation se trouve épuisée ou fatiguée, c'est-à-dire au moment des plus fortes études, vers quatorze ou quinze ans environ, et par des troubles visuels particuliers que nous étudierons plus tard sous le nom d'*asthénopie accommodative.*

Ici nous n'avons à envisager que l'hypermétropie forte, puisque nous ne parlons que de très jeunes sujets, celle que ne peut surmonter complètement la puissance accommodative de l'enfant, encore qu'elle soit considérable. Ce trouble de réfraction est caractérisé par ce fait que la vision n'est bonne ni de loin, ni de près, mais qu'elle est encore plus défectueuse de près que de loin. Ce caractère distingue nettement l'hypermétropie de la myopie, et aussi de l'astigmatisme, car dans ce dernier trouble de réfraction, la vision de près, tout en étant imparfaite, reste pourtant meilleure que celle de loin.

Les yeux hypermétropes se reconnaîtront, en outre, à ces signes extérieurs qu'ils sont petits, enfoncés dans l'orbite et très mobiles, tandis que les myopes ont plutôt (pas toujours cependant) les yeux saillants et à fleur de tête. Enfin, dernier moyen de diagnostic que nous signalons parce que les sujets eux-mêmes nous en apportent souvent l'expérience, les hypermétropes sont améliorés par les verres convexes de leurs parents, verres qu'ils ont essayés par curiosité.

Ceci, d'ailleurs, indique le remède aux troubles visuels hypermétropiques. C'est le port de verres convexes convenables. On ne craindra pas de choisir les plus forts que pourra supporter l'enfant pour voir de loin, et il les portera constamment aussi bien pour le travail de près que pour la vision à distance.

Astigmatisme

L'astigmatisme est un trouble singulier de réfraction qui porte inégalement sur les différents méridiens de l'œil. Il en résulte, au point de vue de la vision, qu'elle est toujours défectueuse, soit que l'enfant regarde à distance, soit qu'il s'efforce de lire dans un livre. Ce qui distingue (en dehors de procédés spéciaux de diagnostic) l'astigmatisme de l'hypermétropie, c'est que dans l'astigmatisme la vision de près est plutôt meilleure que la vision éloignée, ce qui est l'inverse de ce qui s'observe dans l'hypermétropie. Mais il est un caractère beaucoup plus important et très particulier à l'astigmatisme, c'est que les sujets atteints de cette amétropie, dans un même mot, écrit avec des caractères de même grandeur, distinguent très bien certaines lettres et nullement les autres. Ainsi, par exemple, la lettre E pourra être très bien reconnue, tandis que la lettre H, de même grandeur, placée à côté, ne le sera pas. Le fait tient à ce que l'œil astigmate, en raison de la différence de réfraction de ses divers méridiens, se trouve, dans ce cas, adapté pour distinguer les traits horizontaux qui caractérisent l'E et nullement pour apercevoir les traits verticaux qui figurent l'H.

Cette particularité de reconnaître facilement des lettres et non d'autres est assez singulière pour être souvent remarquée et elle servira à révéler l'existence de l'astigmatisme.

Pour en établir le genre et le degré, il sera nécessaire, aussi bien que pour la correction optique de cette amétropie, de recourir ensuite à l'examen d'un ophtalmologiste.

Certains astigmatismes très légers ne se manifestent par aucune imperfection visuelle ni de près, ni de loin, mais révèlent leur existence par des troubles asthénopiques survenant à l'occasion du travail. Ces troubles asthénopiques, consistant en maux de tête principalement, et en obnubilations visuelles, se déclarent dès que l'enfant se met à lire, ce qui les distingue de l'asthénopie accommodatrice des hypermétropes que nous étudierons chez les adolescents. L'asthénopie de l'hypermétropie se manifeste, en effet, comme une fatigue visuelle après un quart d'heure ou une demi-heure d'attention, tandis que l'asthénopie des astigmates se produit immédiatement avec l'effort accommodatif. Le choix précis de verres correcteurs est le seul moyen de faire cesser ces troubles visuels, troubles qui sont parfois assez importants pour éveiller la crainte des parents, du médecin, et simuler même une affection cérébrale au début.

Strabisme

Le strabisme consiste en ce que la ligne visuelle de l'un des yeux, au lieu d'être dirigée vers l'objet visé, forme avec cette direction un angle constant, quelle que soit la position du regard. Au contraire de la paralysie, dans laquelle l'œil reste en arrière dans certaines directions du regard, l'œil strabique accompagne toujours l'autre œil, tout en présentant une certaine déviation. C'est pour ce motif qu'on désigne le strabisme sous le nom de *strabisme concomitant*. Le strabisme est tantôt passager (*strabisme intermittent*) ou *fixe* et *permanent*. Il est *alternant* quand il affecte, sans préférence marquée, chacun des deux yeux. Il est en outre et surtout *convergent* ou *divergent*.

L'existence du strabisme s'affirme par la simple inspection de la physionomie. Mais il n'est pas toujours si facile, au premier abord, de reconnaître l'œil qui se dévie. Voici comment on arrive à ce résultat. Couvrant l'un des yeux avec une main, on engagera le sujet à fixer avec l'autre un objet quelconque, le doigt placé à 30 centimètres, sur la ligne médiane, par exemple; puis on découvre le premier œil. Si l'œil qui était occupé à fixer se dévie, pour laisser le premier entrer en fixation, c'est que cet œil est l'œil strabique. Cette recherche est fondée sur le fait que lorsqu'il s'agit d'un strabisme portant sur un seul œil, strabisme intermittent ou fixe, l'œil strabique est doué d'une vision défectueuse et même souvent presque nulle.

Le strabisme alternant se reconnaît à ce que, par l'expérience précédente, l'un et l'autre œil sont également capables de conserver la fixation. Dans le strabisme alternant il n'y a d'amblyopie d'aucun côté.

Le strabisme convergent se déclare principalement chez les hypermétropes et le strabisme divergent chez les myopes. Aussi voit-on le strabisme se manifester vers l'âge de trois ou quatre ans, lorsque les enfants commencent à fixer avec un peu d'attention. L'apparition de la déviation a souvent lieu sous l'action de causes occasionnelles, telles que les convulsions, ou encore à la suite de maladies infectieuses et dépressives, les fièvres éruptives, la diphtérie, la fièvre typhoïde, mais elle est surtout influencée par un état névropathique héréditaire, souvent très prononcé. Presque tous les strabiques sont des névropathes accentués ou des dégénérés nerveux. Nous avons signalé le fait dans un travail déjà ancien, pour montrer que les troubles de la réfraction étaient loin de constituer le facteur unique dans l'établissement de la déviation strabique (*Strabisme névropathique, Arch. d'ophtalm.*, 1890).

Assez souvent il arrive que le strabisme convergent disparaît à l'âge de la puberté, s'il est faible; en tout cas, avant d'en venir à la correction opératoire qui reste dévolue aux oculistes, il faut essayer, pendant un certain temps, le traitement optique.

Celui-ci réussit un certain nombre de fois (assez rarement malheureusement) et plutôt, chose curieuse, dans les strabismes fixes légers et surtout dans les strabismes intermittents, que dans les strabismes alternants.

On commencera par tâter le terrain au moyen d'une cure d'atropine destinée à paralyser l'accommodation et à neutraliser ainsi une partie des efforts de la convergence (il ne s'agit ici, comme traitement orthoptique, que du strabisme convergent, car le divergent est totalement rebelle à tout autre moyen qu'à l'opération). On instillera à l'enfant, chaque jour, quelques gouttes d'une solution faible d'atropine dans les deux yeux. Si par ce moyen, au bout de quelques jours, le strabisme diminue ou disparaît, on sera autorisé à espérer en l'efficacité du traitement par les verres convexes, et, après avoir déterminé avec soin ceux qui corrigent l'hypermétropie du sujet, on les lui fera porter constamment du matin au soir. Ces verres correcteurs auront le même effet sur la déviation strabique que l'atropine en instillation. En même temps et pour rehausser la vision de l'œil dévié, on fermera quotidiennement et pendant une heure ou deux, avec un bandeau, l'œil bon de l'enfant; on exercera ainsi l'œil défectueux de près, puis de loin. Ce traitement devra être suivi pendant des années jusqu'au moment du complet développement de l'enfant.

Souvent d'ailleurs ce traitement optique reste inefficace et il faut en venir aux opérations de ténotomie simple ou de ténotomie combinée à l'avancement du muscle antagoniste. Ces opération peuvent être faites à tout âge, mais il est inutile d'attendre plus tard que cinq ou six ans, au moment où les enfants commencent leurs études.

D'ailleurs, le port des verres et le traitement optique de l'œil dévié sont aussi rigoureusement nécessaires après l'opération que si celle-ci n'était pas pratiquée.

IV

EXAMEN DES YEUX CHEZ LES ADOLESCENTS

Chez les sujets de la première et de la seconde enfance, les affections oculaires sont constituées pour la plupart (sauf quelques altérations profondes congénitales), par les infections des muqueuses. On voit les enfants présenter les conjonctivites les plus variées, mais les altérations de la cornée, de l'iris et des parties profondes y sont, le plus souvent, secondaires. Dans l'adolescence, au contraire, entre l'âge de douze à quinze ans et l'état adulte, il n'est pas rare d'observer des affections primitives de la cornée, et aussi, mais moins fréquemment, des parties profondes du globe oculaire. C'est l'époque de la kératite interstitielle, presque toujours accompagnée d'irido-choroïdite; on observe aussi des hémorragies spontanées du corps vitré, bien plus fréquemment que chez l'enfant. C'est encore l'âge des blépharites et des troubles de l'accommodation qui les engendrent souvent. Chez l'adolescent le cadre des affections oculaires s'étend donc à presque toutes les parties de l'œil, mais ce sont encore les parties extérieures, les paupières et la cornée, qui restent le plus souvent atteintes.

Conjonctivites

La conjonctivite purulente est presque inconnue chez les adolescents, sauf le cas exceptionnel d'une gonorrhée précoce,et la conjonctivite catarrhale scolaire elle-même est une rareté après douze ans. Le catarrhe printanier est plutôt en décroissance après quinze ans, mais ce qui se voit avec plus de fréquence que chez l'enfant c'est la conjonctivite granuleuse ou trachome. Cette affection, qui est de tous les âges, se développe aussi chez les enfants, mais elle est plus fréquente de beaucoup chez l'adolescent ou chez l'adulte. Dans l'adolescence nous assistons au développement des premiers stades de cette maladie, fort longue dans son évolution, qu idure plusieurs années.

Le *trachome,* qu'on désigne souvent par le nom simple de *granulations,* est l'affection très répandue dans le monde, dont la forme aiguë a causé tant de ravages au commencement du siècle sous le nom d'ophtalmie d'Egypte. Le trachome est encore l'affection oculaire la plus commune peut-être, non seulement en Egypte, mais dans beaucoup de pays d'Europe, tels que la Belgique, la Hollande, la Russie et la plupart des Etats balkaniques pour n'en citer que quelques-uns. La maladie se localise dans les régions basses qui répondent à l'embouchure des grands fleuves.

Les pays à altitude élevée en sont indemnes. La misère physiologique, le défaut de propreté, favorisent le développement du trachome, et, dans nos pays, les granuleux appartiennent à la classe la plus pauvre de la société. Le trachome se propage par contagion directe effectuée au moyen des produits de sécrétion de l'œil; il en résulte que les formes sécrétantes du trachome sont les plus contagieuses et même que l'affection n'est contagieuse que lorsqu'elle s'accompagne de sécrétion. Les mauvaises conditions hygiéniques, l'air confiné augmentent la réceptivité à cette maladie, ce qui explique sa rapide diffusion dans les pensionnats. Le trachome se présente sous deux formes : la forme *papillaire* (ordinaire chez l'enfant) et la forme *granuleuse* ou *trachome vrai* qui appartient à l'adolescent ou à l'adulte (1).

La forme *papillaire* du trachome, la plus commune chez les jeunes enfants, succède ordinairement à une ophtalmie purulente dont elle constitue la phase chronique. La muqueuse palpébrale, au niveau du fornix, se montre très épaissie aussi bien à la paupière inférieure qu'à la supérieure, ce qui la distingue du trachome vrai. La conjonctive est villeuse, d'un rouge sombre, et sa surface offre l'aspect d'une framboise; c'est une véritable hypertrophie végétante de la muqueuse. Cet état s'accompagne d'un catarrhe variable,

(1) Nous avons réuni ici la description de ces deux formes, au lieu d'avoir exposé la forme papillaire dans le chapitre consacré aux affections oculaires de l'enfant.

parfois abondant, souvent léger de la conjonctive. La cornée et la conjonctive bulbaire restent d'ordinaire indemnes.

La forme *granuleuse* (trachome vrai des adultes) se caractérise par la présence des granulations types, c'est-à-dire des granulations grises, arrondies, translucides, qui sont ordinairement comparées à du frai de grenouille et qui siègent au fond des culs-de-sac, sur le fornix de préférence, et par prédilection à la paupière supérieure. A ces granulations peut se surajouter un état catarrhal aigu (ophtalmie égyptienne) qui rend l'affection comparable à l'ophtalmie purulente; en dehors de ces poussées, le trachome vrai offre peu de réaction, occasionne peu de gêne, et passe même parfois inaperçu. Ordinairement cependant, il existe un peu de larmoiement, une légère photophobie et les paupières sont agglutinées le matin.

Plus que la forme papillaire, le trachome vrai s'accompagne de lésions du côté de la cornée; ces lésions consistent dans la formation d'un lacis vasculaire venant de la conjonctive et envahissant l'épithélium de la cornée (*pannus*), et ultérieurement d'ulcérations de la substance propre de cette membrane. Ces complications et surtout les rétractions ultimes et cicatricielles de la conjonctive (symblépharon) et du tarse palpébral (entropion et trichiasis) sont, d'ailleurs, peu communes chez les adolescents et surtout chez les enfants, à cause du peu d'ancienneté des granulations; nous les retrouverons avec toutes leurs conséquences fâcheuses dans le trachome de l'adulte. Le pannus et les ulcères cornéens donnent lieu, comme phénomènes réactionnels, à un redoublement de photophobie, à du larmoiement et à du blépharospasme.

Au point de vue du traitement les poussées aiguës du trachome, forme papillaire ou granuleuse, seront traitées de la même manière que l'ophtalmie purulente, par des lavages thébaïsés et des cautérisations au nitrate d'argent proportionnées à l'intensité des phénomènes du catarrhe. Souvent la forme papillaire s'accompagne d'une sécrétion purulente extrêmement abondante; on se trouvera bien alors d'irrigations quotidiennes avec la solution de nitrate d'argent à 1/1000e pratiquées avec un appareil laveur.

L'état chronique de la forme papillaire aussi bien que granuleuse sera traité par des cautérisations pratiquées avec le cristal de sulfate de cuivre, tous les deux jours. On pourra y substituer l'application, avec un pinceau, du glycérolé de cuivre : glycérine 8, sulfate de cuivre 1. Dans certaines formes légères du trachome papillaire, on se contentera du cristal d'alun, d'une application moins douloureuse.

Enfin les complications cornéennes, le pannus seront traités par l'instillation d'un collyre à l'atropine et l'application de pommade au précipité jaune à 1 %. Les solutions de sublimé, mal supportées avant cet âge par la conjonctive des enfants, sont, au contraire, d'un effet utile dans le trachome, et on a pu considérer le sublimé comme un véritable spécifique des granulations. On emploie le sublimé en lavages à la dose de 1/1000e ou 1/2000e.

Le traitement chirurgical du trachome est indiqué dans la forme granuleuse seulement, et seulement aussi pendant l'état chronique, dans le but de débarrasser rapidement le patient des granulations qui se voient en saillie dans le fond des culs-de-sac. Lorsque les granulations se présentent en rangées isolées au fond des culs-de-sac, l'excision pure et simple ou l'écrasement à l'aide de la pince à rouleaux de Knapp est indiquée. Lorsque la muqueuse palpébrale tout entière est farcie de granulations, c'est au brossage qu'on s'adressera, au brossage pratiqué avec une brosse dure et précédé de quelques scarifications des points les plus infiltrés.

Ces manœuvres chirurgicales devront toujours être répétées plusieurs fois et seront appuyées de lavages au sublimé et de cautérisations au sulfate de cuivre.

Conjonctivite papillaire simple

On voit souvent chez les adolescents, les jeunes filles un peu anémiques surtout, de petites granulations conjonctivales qui sont prises à tort pour du trachome ou des granulations vraies.

Ces granulations, petites, d'une teinte carminée, parfois très nombreuses, ont pour caractère de siéger au cul-de-sac inférieur surtout et dans les angles oculaires; presque jamais il n'en existe à la paupière supérieure, ce qui est un signe distinctif très important avec le trachome vrai. Ces fausses granulations, ou conjonctivite papillaire simple, s'accompagnent de cuisson des yeux, d'un peu de larmoiement, de gêne pour ouvrir les paupières *qui semblent lourdes au réveil;* il n'existe jamais, en pareil cas, de sécrétion purulente et les paupières ne sont même pas collées le matin. Cet état occasionne une gêne visuelle parfois très grande, surtout à la vive lumière, et peut empêcher le travail.

Cette conjonctivite papillaire reconnaît des origines très diverses; l'anémie est un de ses facteurs principaux, et aussi les troubles de réfraction et surtout d'accommodation. On l'observe à la suite de toute irritation de cause extérieure, poussières, vive lumière, etc. Le séjour dans une habitation insalubre et surtout humide en favorise le développement.

Le traitement local est simple et très efficace; il consistera à cautériser tous les deux jours les nids de granulations avec un cristal d'alun pur. Il sera nécessaire, en outre, de traiter l'état général chez les anémiques et de choisir des verres correcteurs en cas de troubles de réfraction ou d'asthénopie accommodative. Dans ce dernier cas on prescrira le premier numéro des verres sphériques convexes.

Cornée. — Kératites

La kératite *interstitielle* ou *parenchymateuse* est l'affection qui caractérise le plus particulièrement cette période de la vie qu'on appelle l'adolescence. On l'observe aussi chez les enfants de six à dix ans, mais elle est surtout fréquente vers la quinzième année. Elle survient chez des sujets qui souvent n'ont rien présenté antérieurement du côté des yeux, aucune atteinte de kératoconjonctivite phlycténulaire.

La kératite interstitielle s'annonce, au début, sans grandes douleurs, ni sensations pénibles, par une infiltration profonde de la cornée, sous forme de taches grises, diffuses, qui souvent paraissent confluentes, et qui sont prononcées surtout au centre. En même temps une vascularisation réactionnelle se produit, au niveau du limbe de la cornée, sous la forme d'un cercle rouge, d'un rouge grenat foncé, qui semble d'une teinte uniforme tellement les vaisseaux de néoformation sont fins et serrés. Ces vaisseaux vont gagnant du terrain de la périphérie vers le centre. A la période d'état la cornée est presque tout entière envahie par la vascularisation profonde et le centre seul paraît grisâtre. En même temps la surface cornéenne a perdu son brillant et semble terne. La régression s'opère des bords au centre qui reste le plus longtemps opaque ; dans les cas sérieux il y persiste indéfiniment une légère opacité centrale. La marche est toujours lente et l'évolution de la maladie est très longue ; il faut compter sur six mois dans les cas légers, sur une année, dix-huit mois et même davantage dans les cas graves. Ceux-là sont, d'ailleurs, sujets à des récidives pendant toute la durée de l'adolescence.

Les symptômes subjectifs de cette maladie, les douleurs, la photophobie, le larmoiement sont d'intensité variable et leur degré dépend du plus ou moins de retentissement du côté de l'iris. Il y a, en effet, des cas où l'iris reste indemne et d'autres, surtout chez les sujets qui sont aux limites de l'adolescence, où l'iris et même le tractus uvéal tout entier sont envahis par le processus inflammatoire. Cette irido-choroïdite amène la production d'exsudats et d'adhérences pupillaires ; l'iris paraît terne et gonflé. Parfois, en outre, on aperçoit des points exsudatifs à la face postérieure de la cornée, au niveau de la membrane de Descemet, et la kératite interstitielle prend l'aspect d'une kératite ponctuée. La kératite interstitielle atteint presque toujours les deux yeux, ordinairement l'un après l'autre.

Cette kératite est une affection dégénérative qui s'observe surtout chez les sujets hérédo-syphilitiques. On retrouve chez eux les stigmates de la syphilis héréditaire tels que les a fixés Hutchinson : les altérations des dents et parmi elles l'encoche semi-lunaire des incisives et des canines supérieures, la surdité ou la dureté de l'ouïe qui forme, avec le stigmate précédent et la kératite, la triade d'Hutchinson; enfin la forme du crâne, la déformation en ogive du voile du palais et les cicatrices radiées des commissures des lèvres.

Le traitement a peu d'action sur la marche des symptômes de la kératite interstitielle; la médication spécifique et, en particulier, le mercure est d'un effet à peu près nul. On s'appliquera donc surtout à la médecine des symptômes. Au début on instillera l'atropine plusieurs fois par jour pour préserver l'œil des complications du côté de l'iris. En même temps on appliquera sur les yeux des compresses d'eau boriquée chaude recouvertes de flanelle et de taffetas gommé. Lunettes fumées bombées contre l'éclat de la lumière. A la période régressive on excitera la vitalité de la cornée par des applications substitutives de pommade jaune à 1 ou 2 pour 100 et par l'emploi de douches de vapeur oculaire avec l'appareil de Lourenço. Enfin, à la dernière période, les opacités seront traitées suivant la méthode de Follin, par l'instillation alternative et quotidienne de laudanum de Sydenham et d'un collyre au sulfate de zinc à 1/2 pour 100. Comme traitement général, la médication iodurée.

Outre cette forme de kératite, la cornée, dans l'adolescence, peut subir une déformation particulière qui est connue sous le nom de *kératocône*. L'affection, qui commence vers la douzième ou la quinzième année, se manifeste par une distension de la cornée qui devient proéminente et conique, en même temps que la pointe du cône se trouble un peu. A mesure que la déformation s'accentue, la vision devient de plus en plus mauvaise par le fait d'un astigmatisme irrégulier progressif, qu'aucun verre ne parvient à corriger.

Le traitement médical consistera à prescrire l'instillation de myotiques (ésérine, pilocarpine) pour diminuer la tension oculaire et entraver, dans une certaine mesure, le développement de l'ectasie cornéenne. En même temps on administrera du phosphate de chaux à l'intérieur, parce que l'affection, d'après notre expérience, tient ordinairement à un certain degré de rachitisme.

Paupières. — Blépharites

La blépharite ciliaire simple, rare dans le premier âge de la vie, se développe plutôt dans l'adolescence (au contraire de la blépharite glandulo-ciliaire) au moment où l'enfant souffre des phénomènes généraux de la croissance.

Les bords des paupières sont rouges, d'un rose vif, qui tranche d'autant plus aisément sur la peau blanche des sujets, que ceux-ci sont ordinairement des blonds, lymphatiques; la base des cils est encroûtée de productions cireuses, qui forment des squames minces et sèches ou des écailles solides. Suivant que le dépôt séborrhéique se présente sous la forme d'une masse cireuse molle ou d'écailles poussiéreuses blanchâtres, on distingue une variété humide ou sèche de blépharite ciliaire simple. Les cils se laissent facilement arracher ; ils sont courts et raides.

Les sujets ainsi affectés se plaignent de supporter difficilement les poussières, les fumées, les lumières, surtout la lumière artificielle et même la chaleur ; le travail, en raison des efforts accommodatifs qu'il occasionne, a une certaine influence sur le développement de la blépharite ciliaire chronique, surtout les vices de réfraction qui ont pour conséquence de provoquer des contractions de l'accommodation. C'est ainsi que l'hypermétropie a été indiquée par Roosa comme une cause de cette maladie; il faut y ajouter l'astigmatisme.

Comme traitement, il importe avant tout d'éloigner toutes causes d'irritation, vivement reconnues d'ailleurs par le patient atteint de blépharite ciliaire : la lumière artificielle vive sera évitée, ainsi que le séjour au milieu de la fumée ou bien de poussières irritantes, etc. On corrigera avec soin les vices de réfraction existants, et on remédiera par des verres convexes faibles à l'asthenopie accommodative, s'il en existe.

Localement on emploiera, en premier lieu, des lavages très chauds pratiqués soit avec de l'eau boriquée ordinaire, ou mieux avec une solution de 6 pour 100 de borate de soude dans de l'eau distillée de lavande, soit plus simplement avec une infusion de thé vert ou de camomille. Ces lotions doivent être faites le matin et le soir pendant deux ou trois minutes et à une température très élevée, 35° à 40° centigrades.

Après ces lavages et dans la forme sèche on appliquera à la base des cils, sur le bord des paupières, de la pommade au précipité rouge à 1 pour 100, parfois une pommade à l'oxyde de zinc lorsqu'il existe de vives démangeaisons. Ce traitement améliore toujours la blépharite simple mais il est rare qu'il la guérisse complètement; cette blépharite est, en effet, constitutionnelle et forme l'apanage permanent de certains sujets à peau blanche et très blonds.

Dans la forme humide on remplacera la pommade rouge, par l'application quotidienne avec un petit pinceau d'une solution de nitrate d'argent à 1 p. 100. Dans cette variété la blépharite est souvent la conséquence d'une affection des voies lacrymales; le larmoiement, en rendant humide constamment la base des cils, est la cause de l'irritation des bords des paupières; le premier acte du traitement sera donc ici de débrider puis de canaliser les voies lacrymales.

Affections profondes de l'œil

Les affections idiopathiques des membranes profondes de l'œil, en dehors des irido-choroïdites infectieuses traumamatiques, sont assez rares chez les adolescents, de même que chez les enfants; nous les retrouverons avec les mêmes caractères, mais bien plus fréquentes, chez les adultes. Il faut faire exception cependant pour une affection véritablement propre à l'adolescence, les *hémorragies du corps vitré*. Ces hémorragies peuvent survenir à la suite de traumatismes, mais on les observe parfois spontanément et leur origine est alors des plus obscures. On a incriminé les troubles digestifs mais j'en ai constaté, pour ma part, la présence chez des sujets dont l'intégrité digestive était parfaite et je crois, plutôt, qu'il s'agit là d'un phénomène d'altération du liquide sanguin tel qu'on en observe dans l'anémie. Les hémorragies du vitreum s'observent en même temps que l'épistaxis chez les sujets anémiques. L'affection se manifeste par un trouble profond de la vue, sans aucune réaction inflammatoire de l'œil, ni aucun signe morbide visible de l'extérieur. L'ophtalmoscope révèle l'existence de larges masses sombres flottant dans le vitré, parfois d'un obscurcissement total qui rend l'œil inéclairable. Ces masses hémorragiques et exsudatives tendent ordinairement à disparaître, mais leur régression est lente et l'affection est sujette à des rechutes. Lorsque les hémorragies récidivent souvent, le corps vitré ne s'éclaircit plus complètement et il s'y développe des masses de tissus conjonctifs et plus tard, ordinairement, un décollement de la rétine.

Comme traitement on insistera surtout sur les toniques généraux : hydrothérapie, cure d'air et d'altitude, fer. Localement le traitement a peu d'action ; on essaiera l'application de petits sinapismes à la tempe et l'injection sous-cutanée, au voisinage de l'orbite, de deux ou trois gouttes d'ergotinine de Tanret, tous les deux jours. Sourdille a préconisé dernièrement, et je les ai essayées avec assez de succès, les injections sous-conjonctivales de la solution suivante : eau 30 gr.; iodure de potassium 1 gr.; iode métallique 0,02 centigrammes.

Troubles de réfraction

Les adolescents peuvent présenter les mêmes troubles de réfraction que les enfants et nous ne reviendrons pas sur les signes de l'hypermétropie, de la myopie, de l'astigmatisme, qui nous ont déjà occupés.

Toutefois des troubles dus à la fatigue de l'accommodation se présentent souvent ici suivant un mécanisme particulier et en dehors de tout vice de réfraction : hypermétropie ou astigmatisme; les troubles de la convergence, l'insuffisance des droits internes, peuvent également se manifester sans qu'il existe de la myopie. Ces troubles dynamiques de l'œil chez les adolescents, s'observent par le fait de l'anémie, de la chlorose, ou dans certaines convalescences, et se voient surtout chez les jeunes filles.

La fatigue ciliaire due à l'excès de travail accommodatif, ce qui est le cas le plus fréquent, occasionne des troubles dits *asthénopiques* qui se caractérisent par des douleurs de tête, un sentiment de poids autour des yeux, au front, et des brouillards visuels survenant après quelques instants d'application. D'ordinaire, c'est au bout d'un quart d'heure à vingt minutes que tout travail devient impossible.

En pareil cas, s'il n'y a que de l'anémie et pas d'hypermétropie, on prescrira des verres *convexes* faibles, les premiers numéros de la série. S'il existe de l'hypermétropie ou de l'astigmatisme, c'est la correction du défaut de réfraction qui fera cesser les troubles asthénopiques.

Les troubles de la convergence, l'*insuffisance des droits internes*, plus rares que l'asthénopie et qui se rencontrent surtout chez les myopes, ont pour caractère particulier d'occasionner des phénomènes de diplopie plutôt que des troubles visuels ; les sujets atteints d'insuffisance musculaire arrivent à voir double au bout de quelques minutes d'application. On corrige ces accidents avec des verres prismatiques à base interne.

En même temps la déchéance vitale ou nerveuse, l'anémie, la chlorose des sujets atteints de ces divers troubles dynamiques, seront traitées par les moyens appropriés et qui relèvent de la médecine générale.

V

EXAMEN DES YEUX CHEZ LES ADULTES

De la vingtième année jusqu'à cinquante ans environ, pendant l'âge adulte, les affections oculaires tendent à intéresser de plus en plus le globe oculaire lui-même et surtout ses parties profondes, nerf optique et membranes visuelles. Les maladies des parties externes de l'œil, les blépharites, conjonctivites, kératites, tout en étant encore assez fréquentes, perdent de la prépondérance qu'elles avaient aux âges précédents. Ceci tient à ce fait que c'est à l'âge adulte que se développent les manifestations des diathèses, telles que la syphilis et l'arthritisme qui intéressent de préférence les membranes profondes de l'œil et le nerf optique.

Il n'existe pas réellement de maladie oculaire caractéristique de l'âge adulte, aussi devrons-nous passer en revue les principales affections des diverses parties de l'organe de la vision.

Conjonctive et paupières

La *conjonctivite granuleuse*, le trachome, se retrouve chez l'adulte comme chez les adolescents, mais ici nous voyons, en général, l'affection à sa dernière période, au stade de régression et de cicatrisation vicieuse des paupières. La rétraction cicatricielle du tarse supérieur engendre l'entropion, le trichiasis et l'enroulement plus ou moins prononcé, en dedans, de la rangée des cils. Il en résulte une irritation constante de la cornée et de la conjonctive, par les cils qui forment brosse, et, comme conséquences ultimes, la formation d'un pannus épais de la cornée et d'un xérosis conjonctival avec des brides cicatricielles. En même temps, la fente palpébrale se rétrécit, augmentant ainsi la difficulté du jeu des paupières.

Si la déviation en dedans est limitée à quelques cils seulement, on se bornera à les arracher avec une pince spéciale, ou bien à en détruire le bulbe au moyen de l'électrolyse, ou, plus simplement, d'une aiguille rougie au feu.

Lorsque l'entropion est prononcé, il sera nécessaire de pratiquer une opération capable de remonter en totalité le bord palpébral en haut et en dehors; en même temps, pour remédier à l'ankylo-blépharon, ou réduction de la fente palpébrale, on pratiquera le débridement aux ciseaux droits, de l'angle externe des paupières. Cette opération très simple est indiquée aussi dans certaines conjonctivites avec œdème considérable des paupières et qui s'accompagnent d'un blépharospasme incoercible. En pareil cas le débridement de l'angle externe de l'œil, d'un simple coup de ciseaux poussé jusqu'au rebord orbitaire, agit favorablement en faisant tomber la contraction du muscle orbiculaire et aussi par le fait de la petite saignée locale qui en résulte.

Les adultes sont, moins que les enfants, sujets aux inflammations très aiguës de la conjonctive, exception faite cependant pour la conjonctivite gonorrhéique aiguë qui est, d'ailleurs, assez peu fréquente. Il est cependant une forme de conjonctivite, qui se montre très communément chez l'adulte et est assez rare aux autres âges de la vie, c'est la *conjonctivite simple*, appelée aussi *conjonctivite subaiguë* (Morax), ou *blépharo-conjonctivite* parce que le bord des paupières est un peu atteint, et qu'elle représente le type de ce qui est populairement dénommé « coup d'air » ou encore parfois « cocotte ».

Les sujets atteints de cette forme de conjonctivite se plaignent de cuisson, de démangeaisons aux yeux, marquées principalement le matin au réveil et le soir aux lumières. Dans la journée ils éprouvent constamment la sensation de gravier dans l'œil, symptomatique des irritations conjonctivales. A l'examen, l'œil n'apparaît pas très atteint lui-même, mais le bord des paupières est un peu rose et humide, surtout aux angles qui sont rouges et baveux, d'où le nom de conjonctivite angulaire qui a été aussi donné à cette maladie ; si on écarte un peu la paupière inférieure on voit que la conjonctive palpébrale est très rouge, et qu'il existe parfois, au fond du cul-de-sac, un petit filament muqueux.

Cette conjonctivite est due, ainsi que l'a démontré Morax, à un micro-organisme particulier, le diplo-bacille; elle est un peu contagieuse et il est ordinaire d'en voir atteint tous les membres d'une même famille, lorsqu'ils sont peu soigneux et qu'ils font usage des mêmes linges de toilette.

Le traitement en est d'ailleurs facile et rapidement efficace. On prescrira l'instillation bi-quotidienne d'un collyre au sulfate de zinc à 1 %, précédée d'un lavage à la solution de cyanure d'hydrargyre à 0,60 centigr. pour un litre d'eau distillée.

Certains ouvriers sont exposés professionnellement à des irritations de la conjonctive et du bord des paupières, qui atteignent parfois à l'état de conjonctivite catarrhale. Telle est l'affection connue sous le nom de *mitte des vidangeurs*, et la blépharo-conjonctivite qui s'observe chez les ouvriers filateurs, cardeurs de laine ou, d'une façon générale, chez ceux qui sont exposés à des poussières ou à des vapeurs irritantes de produits chimiques. On prescrira des lavages antiseptiques, l'instillation d'un collyre au sulfate de zinc ou au nitrate d'argent à 1 % s'il existe de la sécrétion purulente, ou simplement l'application d'une pommade à l'iodoforme à 3 % s'il n'y a pas de pus dans les culs-de-sac.

En général, une hygiène soigneuse des yeux, des lavages pratiqués matin et soir avec une solution boriquée fraîchement préparée, suffiront à prévenir le développement ou le retour de pareils accidents.

Cornée

A l'âge adulte une des formes les plus communes de kératite, comme aussi une des plus graves, est l'ulcère à hypopyon. Cette kératite (*ulcus rodens*, ulcère infectieux, serpigineux, rongeant, etc.) s'observe avec prédilection chez les sujets débilités ou en état de surmenage physique, qui offrent une irritation chronique de la conjonctive et des paupières, par le fait d'une exposition constante à des poussières irritantes par exemple. Les individus qui souffrent d'une affection des voies lacrymales et qui ont une conjonctive déjà infectée par la dacryocystite, offrent un terrain extrêmement favorable au développement de la kératite à hypopyon. Chez eux l'ulcère prend très vite une tournure très grave et il est ordinaire que la cornée tout entière soit vouée à la destruction.

Cette kératite est fréquente chez les moissonneurs en raison de deux circonstances qui se trouvent rassemblées chez ces sujets, du surmenage extrême des individus et de l'irritation vive des paupières par la poussière des récoltes; qu'une barbe de blé, aiguë, vienne érailler la cornée, aussitôt un ulcère infectieux se développera. Pour cette raison on appelle souvent cette maladie : kératite des moissonneurs. Les ouvriers des villes, par le fait des corps étrangers fréquents de la cornée, sont aussi très exposés aux mêmes accidents. Cette maladie, en raison de ces causes spéciales, est surtout une maladie masculine; on ne la voit guère chez les femmes que quand il existe de la dacryocystite.

L'affection s'annonce par une douleur assez vive de l'œil, s'irradiant au pourtour de l'œil; ce n'est plus la sensation de cuisson symptomatique de la conjonctivite, mais une brûlure profonde et même parfois des élancements. L'œil devient sensible à la lumière et pleure. En même temps on observe une injection sanguine, partielle ou totale, mais s'accusant au pourtour de la cornée; la rougeur est nettement plus marquée auprès du limbe que dans le reste de la conjonctive bulbaire. Il n'y a pas de sécrétion purulente conjonctivale. Les paupières sont légèrement œdémateuses. Au niveau de la cornée on aperçoit une partie ulcérée grise ou jaune, plus ou moins étendue, et, à la partie la plus déclive de la chambre antérieure, un épanchement purulent jaunâtre. La cornée tout entière, en dehors de la partie ulcérée, est ordinairement trouble, infiltrée de leucocytes. Parfois, bien que l'ulcère semble très petit, il n'en existe pas moins un vaste hypopyon et une infection profonde de l'œil. Les cas les plus graves sont cependant ceux dans lesquels la destruction ulcéreuse a atteint la plus grande surface de la cornée. A ce moment la douleur est moins vive et la photophobie moins prononcée ; et, en effet, les nerfs superficiels de la cornée étant détruits par les progrès de l'ulcération, les sensations réactionnelles de l'œil se trouvent atténuées.

Le traitement consistera surtout en une désinfection vigoureuse du foyer septique. Avec une solution de cyanure d'hydrargyre à 1/1500e ou de sublimé à 1/2000e, on lavera les culs-de-sac conjonctivaux et aussi les voies lacrymales, après débridement, si elles sont malades. Comme topiques, des applications d'aristol ou d'iodoforme en poudre ou en pommade, des attouchements de l'ulcère avec la teinture d'iode, l'eau oxygénée, l'eau chlorée fraîche et surtout des instillations d'un collyre au bleu de méthylène à 1/500e, répétées plusieurs fois par jour.

Une fois l'œil désinfecté on le placera sous un pansement ouaté sec, maintenu par un bandeau. Si le malade ne présente pas de dacryocystite il sera avantageux de laisser le pansement en place pendant trois ou quatre jours; ce pansement rare enraye merveilleusement les ulcères simples au début. S'il existe de la dacryocystite, le pansement rare devient un danger. On renouvellera la toilette antiseptique et le pansement plusieurs fois par jour.

Les complications graves de la kératite ulcéreuse, le phagédénisme et l'hypopyon, devront être traitées par les cautérisations ignées avec le galvano-cautère et l'ouverture large de la cornée.

Il est une autre forme de kératite des adultes qui se rapproche de la kératite interstitielle des adolescents, et qui, celle-là, dans la grande majorité des cas, s'observe chez les femmes; c'est une infiltration blanchâtre des parties périphériques de la cornée qui coïncide ordinairement avec une injection et une tuméfaction des régions voisines de la sclérotique. C'est de la sclérite unie à de la kératite et cette affection est assez fréquente chez les femmes à menstruation difficile. Certaines sont tourmentées par des poussées répétées de cette scléro-kératite pendant toute leur vie menstruelle.

Chaque poussée de la maladie s'accompagne de douleurs vives et profondes du globe, s'irradiant au front et à la tempe; surviennent en même temps de la photophobie, du blépharospasme et du larmoiement dès que la patiente veut essayer d'ouvrir l'œil. La cornée est infiltrée partiellement et l'opacité interstitielle se présente sous la forme de segments ou de demi-lune blanchâtres, sans ulcération extérieure. La conjonctive au voisinage est un peu gonflée, formant un soulèvement solide, de teinte lie-de-vin, caractéristique de la sclérite. Comme traitement de la période aiguë, des calmants locaux, l'instillation d'un collyre à la cocaïne et à l'atropine : eau, 10 gr., atropine et cocaïne, de chaque 0 gr. 10; puis des frictions sur le front et les tempes avec l'onguent napolitain belladoné. Au bout de quelques jours, pour hâter la résolution de la sclérite et de la kératite qu'elle tient sous sa dépendance, un des moyens les meilleurs sera de toucher le foyer scléral avec la pointe fine du galvano-cautère ou un crochet à strabisme rougi au feu. Le traitement général comportera des iodures car le lymphatisme est souvent en cause, ou encore des préparations de colchique s'il s'agit d'un sujet rhumatisant ; on a rattaché, en effet, la sclérite aux accidents de la goutte. En pareil cas et au début, pendant les phénomènes aigus, on administrera du salicylate de soude ou de lithine à l'intérieur.

Iris

L'âge adulte est l'âge des iritis idiopathiques, syphilitiques ou rhumatismales. On n'observe guère cette maladie pendant l'adolescence non plus que dans la vieillesse ; dans l'âge avancé, les manifestations diathésiques n'offrent guère l'acuité qui caractérise l'iritis. Il existe certains signes spéciaux pouvant permettre de distinguer l'iritis rhumatismale de l'iritis syphilitique, mais le diagnostic se fait beaucoup plus sûrement par les commémoratifs et l'examen général. D'ailleurs ce diagnostic n'a qu'une assez faible importance, car le traitement local, qui est le plus important de beaucoup, est exactement le même dans les deux cas.

Ce qu'il est tout à fait nécessaire de connaître, et qui demande à être nettement posé, ce sont les signes évitant de confondre l'iritis aiguë avec une conjonctivite, d'une part, et avec le glaucome d'autre part. Ce sont là, ainsi que j'en ai vu de nombreux exemples, des erreurs de diagnostic où tombent facilement les médecins non spécialisés, et rien n'est plus grave, car le traitement propre de chacune de ces maladies devient dangereux s'il est appliqué aux deux autres.

L'iritis aiguë, qu'elle soit rhumatismale ou syphilitique, s'annonce par des douleurs dans l'œil et qui s'irradient au front et à la tempe. En même temps il existe de la photophobie et du larmoiement quand on cherche à ouvrir l'œil. La rougeur est marquée surtout au pourtour de la cornée et, de plus, l'iris apparaît terne et comme rouillé sur les yeux bruns. Il n'y a aucune sécrétion de la conjonctive, rien que des larmes en abondance.

Il est assez facile de distinguer l'iritis d'une conjonctivite. L'existence d'une sécrétion purulente ou muco-purulente, pathognomonique de la conjonctivite, manque absolument dans l'iritis. De plus la douleur de la conjonctivite consiste essentiellement dans une sensation de gravier, localisée sous les paupières; dans l'iritis ce sont des douleurs irradiées au front et à la tempe. Enfin la rougeur de la conjonctivite est générale, tandis que celle de l'iritis se limite au pourtour du limbe cornéen.

Le diagnostic avec le glaucome est un peu plus malaisé, mais il est essentiel à établir, car l'atropine, qui est le remède par excellence de l'iritis, est d'un effet déplorable dans le glaucome.

Dans le glaucome il y a, comme dans l'iritis, absence de sécrétion, rougeur périkératique, aspect terne de l'iris, douleurs profondes et irradiées. Mais il est un signe très important de cette maladie, c'est la diminution de profondeur de la chambre antérieure; l'iris paraît bomber sous la cornée. De plus la pupille est ovoïde, immobile, tandis que dans l'iritis elle est ronde ou un peu irrégulière. Enfin, dans le glaucome l'œil est très dur au palper, ce qui est le fait capital. Ajoutons que les douleurs du glaucome sont infiniment plus intolérables que celles de l'iritis et que, nonobstant, la rougeur oculaire, le blépharospasme, le larmoiement, sont plutôt moindres que dans l'iritis aiguë.

Une iritis aiguë dure un mois à six semaines en moyenne. Le topique fondamental est l'atropine. Au début on instillera, 4 et 6 fois par jour, de la solution d'atropine à 1 °/₀ et on continuera, à la dose de 1 à 2 instillations par jour, jusqu'à ce qu'il n'existe plus aucune injection périkératique. En même temps on prescrira, que l'iritis soit, ou non, syphilitique, des frictions sur le front avec l'onguent napolitain belladoné, chaque soir. Si les douleurs sont vives, trois ou quatre sangsues à la tempe réussiront à les calmer; plus tard, à la période régressive, les derniers phénomènes inflammatoires seront combattus par l'application, à la tempe, de un ou de plusieurs vésicatoires (le vésicatoire liquide est commode d'application). Les rhumatisants recevront, en outre, du salicylate de soude à la dose ordinaire, mais pour les syphilitiques, les frictions hydrargyriques du front suffiront.

Le malade, pendant la durée des phénomènes aigus, portera un bandeau noir, des lunettes fumées, ou même se confinera à la chambre noire.

Un assez grand nombre de femmes, surtout celles qui ont des antécédents scrofuleux, présentent, au moment de leurs règles principalement, des poussées d'iritis subaiguës, caractérisées par une rougeur périkératique faible, quelques douleurs, un peu de photophobie; ces accès s'amendent spontanément, en quelques jours, laissant derrière eux des traces exsudatives sous forme d'adhérences de l'iris (synéchies) au cristallin.

Il faut apporter une grand attention à surveiller ces poussées iritiques qui aboutissent à des occlusions pupillaires complètes, à des cataractes secondaires, lesquelles deviennent justiciables d'opérations hasardeuses. Au moment des accès il convient de multiplier les instillations d'atropine et d'user des frictions mercurielles; dans l'intervalle un traitement tonique approprié.

Rétine, choroïde, nerf optique

Les parties profondes de l'œil, membranes, rétinienne ou choroïdienne, nerf optique, sont souvent le siège de lésions primitives chez l'adulte. Pour en établir le diagnostic il faut recourir à l'examen ophtalmoscopique, peu familier, d'ordinaire aux médecins non spécialisés; disons seulement que les choroïdites s'accompagnent habituellement de photopsies, de quelques douleurs frontales, de phénomènes de mouches volantes, lumineuses ou non; dans les rétinites la diminution de la vision est progressive, et l'on retrouvera souvent chez le malade la preuve urinaire du diabète, de la maladie de Bright, ou les signes de l'artério-sclérose. Les atrophies du nerf optique, également progressives, mais plus lentes encore, sont plus régulièrement binoculaires que dans le cas précédent; on devra rechercher avec soin le tabes ou l'intoxication nicotino-alcoolique, qui fournit chez les hommes un très fort contigent d'amblyopies toxiques, avec l'atrophie optique comme terminaison.

Hormis les cas où ces amblyopies de causes profondes sont dues à la maladie de Bright, au diabète, ou à l'alcoolisme, on devra admettre la probabilité de la syphilis. D'ailleurs, au point de vue thérapeutique, le diagnostic de la cause importe assez peu, car les lésions des membranes profondes de l'œil, de quelque nature qu'elles soient, ne peuvent être traitées (je ne dis pas avec succès) que par le traitement hydrargyrique, associé ou non, à l'administration de l'iodure de potassium.

Une affection profonde et très grave de l'œil s'observe assez fréquemment chez les adultes myopes, surtout chez ceux, comme c'est souvent le cas, qui se livrent à des travaux fatigants, ayant une forte myopie ; c'est le *décollement de la rétine*. La lésion survient brusquement et se caractérise par la disparition plus ou moins absolue d'une partie du champ visuel. Le matin, après le repos de la nuit, la vue se montre toujours meilleure. Ces deux signes caractéristiques suffiront à faire reconnaître la maladie, dont le traitement ne peut être entrepris que par un spécialiste ; le pronostic en est d'ailleurs très sombre.

Chez les adultes on observe aussi, avec plus de fréquence qu'aux autres âges de la vie, des *paralysies* des muscles de l'œil ; c'est le moment où le tabes fait son apparition par des paralysies oculaires fugaces, surtout les paralysies du muscle grand oblique (nerf pathétique) ; d'autres fois, les paralysies motrices de l'œil sont purement syphilitiques, sans que le tabes soit en cause. Certaines paralysies intrinsèques de l'œil, paralysies de l'iris et de l'accommodation, sont simplement d'origine nerveuse, neurasthéniques, et ce ne sont pas les moins rebelles. Les paralysies oculaires ne se manifestent pas toujours par le signe évident de la diplopie ; le plus souvent même, et surtout au début, les malades ne se plaignent que de voir trouble. Toutefois leur attitude, leur port de la tête, qui est penchée ou contournée, leur remarque que la diplopie apparaît dans certaines conditions, ne permettent pas une longue hésitation. L'examen de la diplopie, en plaçant un verre rouge devant un œil et en faisant fixer une bougie à distance, lèvera tous les doutes. Le traitement des paralysies oculaires est celui de la syphilis tertiaire : frictions ou injections hydrargyriques ; ensuite, administration de l'iodure à l'intérieur. Les paralysies neurasthéniques de l'iris résistent à tous les traitements, et celles qui relèvent du tabes sont, en général, transitoires.

Nous aurons achevé de signaler les principales affections oculaires de l'adulte, quand nous aurons dit quelques mots de la presbytie qui prend naissance, normalement, de quarante-cinq à cinquante ans. Toutefois, chez les hypermétropes et les astigmates, elle se manifeste beaucoup plus tôt.

L'apparition des phénomènes de fatigue accommodative, à un âge un peu précoce pour la presbytie, est une forte présomption, en effet, qu'il existe de l'astigmatisme qui, jusque-là, était resté ignoré, ou un peu d'hypermétropie. On voit des personnes, ayant joui jusqu'alors d'une vision parfaite, de près comme de loin, et qui, vers trente-cinq ans, s'étonnent et s'indignent d'avoir la vue fatiguée, refusant de croire à la nécessité de porter des verres correcteurs, à leur âge! Or, ces sujets sont des astigmates ou des hypermétropes, des astigmates surtout, qui, jusque-là, employaient une partie de leur accommodation à corriger leur défaut de réfraction; rien d'étonnant, par conséquent, que la lassitude accommodative, l'épuisement ciliaire qui caractérise la presbytie, survienne pour eux quelques années plus tôt que chez ceux qui n'usaient, de leur puissance accommodative, que la quotité normale. On reconnaîtra les troubles de réfraction précités par les signes que nous avons déjà indiqués et on les corrigera, par des verres sphériques simples pour les hypermétropes, et des sphéro-cylindriques pour les astigmates.

La presbytie normale, qui se montre vers quarante-cinq ans, et s'annonce par la tendance qu'éprouvent les sujets à éloigner leur livre ou leur journal de leurs yeux, sera corrigée par les premiers numéros des verres convexes.

VI

EXAMEN DES YEUX CHEZ LE VIEILLARD

Chez le vieillard, comme chez l'enfant, les yeux présentent une tendance marquée aux altérations des parties externes; en effet les blépharites, les dacryocystites, certaines conjonctivites et kératites, se montrent avec facilité chez le vieillard. Le fait tient à certaines déformations des paupières qui rendent l'œil moins apte à se défendre contre les infections du dehors. D'ailleurs l'œil du vieillard est facilement aussi le siège d'altérations profondes; on connaît la fréquence de la cataracte dont l'opération est de beaucoup la plus fréquente de celles que nous offre à pratiquer l'organe de la vision. Chez le vieillard se voient aussi le glaucome, des hémorragies de la rétine et, comme chez l'adulte, des paralysies oculaires.

Conjonctives et paupières

La conjonctivite simple, angulaire, dite aussi blépharo-conjonctivite, n'est pas rare chez le vieillard où elle présente les mêmes caractères que chez l'adulte : rougeur marquée aux angles de l'œil, aspect baveux des bords palpébraux, cils collés le matin. Le collyre à 1 °/₀ de sulfate de zinc permettra d'en venir rapidement à bout.

La conjonctivite granuleuse, le trachome, prend souvent chez le vieillard un caractère aigu. Dans ces cas les paupières sont doublées d'un lit épais de granulations rouges, tomenteuses, sécrétant un muco-pus assez liquide; ordinairement la cornée est prise et couverte d'un lacis vasculaire plus ou moins épais (pannus). Cette conjonctivite granuleuse aiguë se traite comme une ophtalmie purulente par des irrigations antiseptiques et des instillations d'un collyre au nitrate d'argent à 2 et 1 °/₀. Lorsque la période aiguë est passée, il faut en venir aux traitements mécaniques, brossages, scarifications, etc.

Il est deux affections de la conjonctive qui sont propres au vieillard ou qui se voient surtout chez lui, ce sont la pinguecula et le ptérygion; le second étant souvent la conséquence de la première.

La *pinguecula* est une petite tumeur jaunâtre qui pousse sous la conjonctive bulbaire, en dedans de la cornée, dans le méridien horizontal. C'est un épaississement du tissu cellulo-graisseux sous-muqueux, et cet épaississement est produit par la fermeture des paupières qui se rejoignent en ce point. La pinguecula se développe lentement, ne prend jamais de grandes proportions et n'occasionne aucune gêne; toutefois elle tourmente parfois beaucoup les sujets qui en sont atteints. Au besoin on la détruirait avec la pointe du galvano-cautère ou un crochet à strabisme rougi.

Le *ptérygion* est un épaississement triangulaire de la conjonctive qui occupe presque toujours la partie interne de la cornée, au niveau du méridien horizontal; le sommet du triangle s'avance progressivement du bord de la cornée vers son centre. Quand le ptérygion arrive à gêner la vision ou les mouvements de l'œil, il faut en débarrasser le patient. Il n'existe, en effet, aucun moyen, autre que l'action chirurgicale, de traiter le ptérygion. L'opération que nous préconisons est d'ailleurs très simple et consiste à saisir, à ramasser, avec une pince à griffes, l'ensemble du ptérygion, à le décoller en le disséquant avec des ciseaux, du sommet à la base, et à l'exciser au niveau de celle-ci. On terminera en cautérisant au galvano-cautère le point de départ du ptérygion et le limbe cornéen qui lui a livré passage. Le ptérygion récidive assez souvent. Mais les autres opérations, imaginées contre cette maladie, sont beaucoup plus compliquées que celle-ci et ne mettent pas plus qu'elle à l'abri des récidives.

Parmi les affections des paupières qui sont propres à l'âge avancé, il en faut noter deux : l'ectropion muqueux et l'entropion spasmodique de la paupière inférieure; ces deux affections sont dues au relâchement sénile et au défaut de tonicité de la peau, que présentent certains sujets âgés.

L'*ectropion muqueux des vieillards* commence ordinairement par l'angle interne de l'œil et amène, dès son début, une éversion en dehors du point lacrymal inférieur, lequel occasionne un larmoiement abondant. Ce larmoiement engendre une irritation chronique du rebord palpébral qui augmente la tuméfaction de la muqueuse et favorise ainsi l'éversion de la paupière. Peu à peu, grâce à ce cercle vicieux, les lésions augmentent d'intensité, et le bord palpébral inférieur tout entier se renverse en dehors, tandis que la muqueuse fait saillie en bordure, rouge, tomenteuse, épaissie.

Au début, des cautérisations un peu énergiques de la muqueuse ectropionnée, avec du nitrate d'argent en solution ou le crayon mitigé, peuvent enrayer la marche de l'ectropion. Quand l'éversion s'est étendue à tout le rebord de la paupière, le redressement chirurgical est seul efficace.

L'opération consiste d'abord à exciser la partie de la muqueuse épaissie et ectropionnée, puis à replacer le bord palpébral en dedans, au moyen d'un fil à deux aiguilles conduites de la muqueuse vers la peau de la joue. Le fil est noué sur la joue de façon à ce que l'anse du fil reste au niveau de la muqueuse sectionnée et agisse sur ce point pour faire basculer la paupière en dedans. C'est le procédé des sutures dites de Snellen.

L'*entropion spasmodique* se voit chez les vieillards à peau flasque et ridée, à paupières inférieures tombantes. Chez ces sujets, le clignement des yeux amène la paupière inférieure à se retourner en dedans, de telle sorte que la rangée des cils se trouve parfois retournée entièrement dans le cul-de-sac conjonctival inférieur. Au début, c'est dans l'application des yeux à la lecture ou au travail que le phénomène se produit, et alors incomplètement, de façon que les cils se retournent à demi seulement et ne viennent frotter contre la cornée que par leur extrémité. Quoi qu'il en soit, le résultat de cet état de choses est une irritation constante de la conjonctive et de la cornée frottées par cette brosse ciliaire; le patient se plaint de douleurs vives, ne pouvant continuer à travailler ni à lire. En l'examinant on se rend facilement compte que cet entropion n'est dû qu'au spasme de l'orbiculaire agissant sur une paupière flasque et dépourvue de tonicité; en effet, la moindre action du doigt suffit à détourner la paupière de sa position vicieuse et à la remettre en place.

Au début un traitement facile à exécuter, non douloureux et pour cette raison fort apprécié des malades, consiste à apposer chaque jour, avec un pinceau, une couche de collodion *non élastique*, en dehors de la rangée des cils, sur la peau de la paupière. La rétraction du collodion lutte avec succès contre la tendance de la paupière à s'enrouler en dedans. Seulement ce traitement, tant minime soit-il, est astreignant puisqu'il doit être répété chaque jour; puis, souvent, le collodion ne tient pas toute la journée et il faut recommencer.

Lorsque les malades, las de cette petite infirmité, voudront s'en faire débarrasser, on pourra employer la cautérisation linéaire ignée, consistant en une raie de feu pratiquée en dehors des cils et conduite *profondément* jusque de l'autre côté du muscle orbiculaire de la paupière. Un autre moyen, plus efficace que le précédent, mais moins facilement accepté par les patients, consiste dans les sutures de Gaillard. Ce sont des fils passés verticalement à travers la peau, sur une étendue de un ou deux centimètres, puis serrés vigoureusement ; la striction de la peau empêche la paupière de se retourner en dedans. On laisse en place les fils pendant une huitaine. de jours, puis on les enlève s'ils ne sont pas tombés d'eux-mêmes ; il en résulte une petite cicatrice dont la rétraction maintient la correction désirée.

C'est chez les vieillards aussi que se développent les *épithéliomas ou cancroïdes*, soit du bord des paupières, soit de l'angle interne de l'œil, analogues des adénomes sudoripares qui fleurissent sur la peau du visage des sujets âgés. On essaiera d'enrayer le mal et même de le guérir par des applications répétées de bleu de méthylène en solution à 1 °/o, et nous avons eu des succès complets par ce moyen ; mais ce traitement est long et doit se continuer pendant plusieurs mois. Le plus souvent, c'est à l'exérèse sanglante qu'on devra avoir recours, et il faut savoir qu'il y a intérêt à opérer de bonne heure sans se laisser arrêter par la crainte de récidives plus graves, ni par la qualification de *noli me tangere* qui a été quelquefois donnée à ces productions néoplasiques. Les cancroïdes des bords palpébraux ne s'accompagnent pas ordinairement d'infection ganglionnaire et s'opèrent bien sans récidive ; d'ailleurs, les récidives elles-mêmes ne comportent point un pronostic absolument défavorable et sont très justiciables de l'opération. J'ai guéri des cancroïdes palpébraux radicalement après deux ou trois récidives, et je connais des patients opérés depuis plus de dix ans qui n'ont rien présenté de nouveau. Les cancroïdes conjonctivaux se présentent, à cet égard, comme les épithéliomas superficiels qui prennent naissance au niveau du limbe scléro-cornéen.

Voies lacrymales

Les vieillards, par le fait du relâchement sénile des paupières, sont assez exposés à l'éversion du point lacrymal inférieur et au larmoiement. Le larmoiement simple dégénère souvent, chez les sujets peu soigneux, en dacryocystite suppurée.

Le traitement, lorsque de simples lavages ou des instillations d'un collyre au sulfate de zinc seront demeurés inefficaces, consistera, comme toujours, à débrider le point et le canalicule lacrymal et à passer des sondes; mais il faudra avoir le soin de débrider le canal, du côté postérieur, de façon que la gouttière, chirurgicalement créée, se trouve bien placée pour recueillir le liquide lacrymal et ne soit pas exposée elle-même à être reportée en dehors. S'il existe de la dacryocystite, des lavages du sac et du conduit nasal doivent être ajoutés au cathétérisme.

Cornée

Les dacryocystites fréquentes des vieillards sont un danger permanent pour l'œil qu'elles exposent à l'infection, à propos du moindre traumatisme. C'est ce qui explique la fréquence et la gravité des kératites ulcéreuses chez les vieillards. Chez eux, le trouble de la circulation lacrymale, joint au défaut de résistance des tissus et à la sénilité, fait que la moindre ulcération cornéenne aboutit à un ulcère rongeant de la plus grave espèce, suivi rapidement d'hypopyon et de destruction de la cornée. Dans ces cas-là, le traitement le plus actif réussit rarement à sauver quelque partie de la cornée : on commencera par des instillations de bleu de méthylène à 1/200 jointes à des applications de pommade iodoformée, ou des instillations répétées de sublimé (sans alcool) à 1/1000. Des cautérisations ignées, des attouchements à la teinture d'iode ou à l'eau chlorée de la surface ulcéreuse seront aussi de mise. Bien entendu, la dacryocystite ne sera pas négligée et, concurremment, il faudra passer les sondes et laver les voies lacrymales. L'hypopyon abondant sera justifiable de la paracentèse ou mieux de la transfixion entière de la cornée avec un couteau à cataracte suivant le procédé de Sœmisch.

La cornée, chez les vieillards, offre souvent, à son pourtour, un cercle plus ou moins complet, d'apparence grisâtre ; cette lésion, dénommée *arc sénile* ou *gerontoxon*, ne constitue pas une maladie et n'occasionne aucun trouble visuel par elle-même.

Iris ; Membranes profondes

Chez les sujets âgés les iritis aiguës et même subaiguës sont assez peu fréquentes, mais ce qui s'observe plutôt et est souvent pris, malheureusement, pour de l'iritis, ou méconnu dans sa nature, c'est le glaucome.

Le glaucome aigu, foudroyant, est tellement douloureux, la perte de la vision si complète et si rapide, que l'erreur ne peut être de longue durée, car les patients, en proie à des souffrances intolérables, ne tardent pas à recourir à un spécialiste. Il en est autrement pour le glaucome subaigu. Celui-ci procède par poussées, souvent légères, qui consistent en ceci que l'œil devient un peu sensible à la lumière, rougit faiblement, se voile légèrement et temporairement ; en même temps les patients ressentent une douleur, *non pas dans l'œil, mais au front et à la tempe*, ce qui leur fait croire qu'il s'agit de douleurs névralgiques du cuir chevelu. Au bout de plusieurs de ces attaques, il en survient ordinairement une plus forte qui, s'accompagnant d'un trouble sérieux de la vision, amène le patient à se faire examiner l'œil. On trouve alors les traits distinctifs du glaucome : œil dur au toucher, pupille ovale et immobile, reflet glauque du cristallin, rougeur périkératique très modérée. L'iris n'est pas terne ni rouillé comme dans l'iritis; il n'y a pas de synéchies, et la rougeur périkératique n'est pas si vive que dans l'iritis où elle s'accompagne d'un larmoiement intense. En même temps la vision est diminuée, abolie même dans le champ nasal de regard, et l'ophtalmoscope révèle une excavation de la papille optique. Malheureusement le traitement est souvent impuissant à rattraper le terrain perdu lors des précédentes atteintes. Ce qui reste de vision peut être conservé, un peu accru quelquefois; le rétablissement d'une acuité visuelle parfaite est rarement réalisé.

En présence de patients se plaignant de névralgies frontales, il faudra donc songer à la possibilité d'un glaucome subaigu à poussées répétées et examiner l'œil au moment d'une attaque. On portera l'attention sur l'aspect de la pupille et surtout sur la consistance de l'œil; pour cela il faut appliquer les doigts sur le front et, avec les index de chaque main, presser sur le globe comme pour en rechercher la fluctuation. On appréciera facilement, par comparaison avec l'autre, la dureté ou la souplesse de l'œil malade. Le traitement essentiel du glaucome consiste dans l'instillation fréquente de collyres myotiques. L'ésérine à 1 °/₀ est indiquée au moment des crises, car son action est plus énergique que celle de la pilocarpine; cette dernière substance en solution à 1 ou 2 °/₀ s'emploiera dans l'intervalle des crises ou dans les cas où l'ésérine est mal supportée. Lorsque, malgré les myotiques, l'œil reste dur et que les douleurs persistent, on ne devra pas attendre pour pratiquer une opération destinée à détendre l'œil, sclérotomie ou mieux iridectomie.

Les affections des membranes profondes de l'œil sont aussi fréquentes chez le vieillard que chez l'adulte, mais un peu différentes. Ici, peu de chorio-rétinites aiguës qui appartiennent à la période d'évolution de la syphilis et au début de la période tertiaire, peu, également, de décollements rétiniens qui se voient surtout au moment de la vie où les occupations visuelles sont très actives. Ce que les vieillards présentent le plus souvent ce sont des hémorragies rétiniennes dues à l'artério-sclérose, des rétinites albuminuriques ou diabétiques et enfin des atrophies choroïdiennes ou optiques par dégénérescence sénile. L'ophtalmoscope seul peut permettre de se prononcer sur le diagnostic exact de ces lésions, mais l'état du cœur et des vaisseaux, s'il existe de l'artério-sclérose, donnera à penser qu'il s'agit d'hémorragies simples, si surtout les troubles visuels sont survenus brusquement et s'ils sont limités à une portion centrale du champ visuel.

Dans tous ces cas, d'ailleurs, le traitement donne bien peu de résultats ; on prescrira de l'iodure de potassium à faible dose si le malade est artérioscléreux, et quelques sinapismes à la tempe du côté malade.

Ce qu'il faut craindre, encore qu'on ne puisse le prévenir avec efficacité, lorsqu'il existe des hémorragies rétiniennes, c'est que l'affection ne se transforme en un état redoutable connu sous le nom de glaucome hémorragique. Le glaucome hémorragique est une maladie toute différente, comme pronostic et comme traitement, du glaucome simple. L'œil devient dur comme dans le glaucome et c'est ce qui lui a valu son nom et les douleurs sont vives, mais l'*iris apparaît strié de sang*, ce qui démontre la nature particulière de l'affection ; enfin, et surtout le traitement par excellence du glaucome simple, l'opération d'iridectomie, est d'un effet déplorable dans le glaucome hémorragique.

On emploiera les myotiques et surtout la pilocarpine qui est mieux tolérée ici que l'ésérine et on calmera les douleurs avec des prises d'antipyrine, de quinine ou surtout des applications de petits cataplasmes très chauds arrosés de laudanum.

En fin de compte le remède ultime et ordinairement nécessaire de l'affection est l'ablation de l'œil lorsque les douleurs ne pourront être calmées par aucun moyen.

Cristallin ; Cataracte.

Nous dirons peu de chose des maladies du cristallin, de la cataracte, parce que l'affection passe rarement inaperçue, que tout médecin sait la reconnaître très bien et qu'il est connu que l'opération d'extraction est le seul moyen d'y remédier. Il n'y a guère que les personnes très crédules qui peuvent espérer quelque chose des collyres charlatanesques destinés à guérir la cataracte ou à enrayer son développement. Certains faits de guérison spontanée de la cataracte, extrêmement rares d'ailleurs, ont pu servir cette cause qui ne trouve de défenseurs que chez les gens du monde. Ce qui est plus intéressant, c'est de dissiper quelques préjugés relatifs aux conditions de l'opération de la cataracte. L'époque d'abord. On dit et on répète volontiers que c'est une mauvaise condition que d'opérer la cataracte pendant les saisons extrêmes et surtout pendant les fortes chaleurs. Tout ceci est de pure imagination. Les opérations réussissent exactement de la même façon en plein hiver ou au mois de juillet, et on ne voit pas comment il pourrait en être autrement. Si l'on recherche l'origine de ce préjugé, qui est très ancien, on la trouverait probablement dans ce fait que les opérations de cataracte étaient pratiquées aux siècles précédents par des oculistes voyageurs, dont le fameux chirurgien anglais Taylor est demeuré le prototype. Or, en ces temps où les chemins de fer n'existaient pas, où les routes mêmes étaient peu faciles, on ne voyageait guère que pendant les saisons tempérées. Et le souvenir est resté que c'est au printemps ou à l'automne qu'il convient de se faire opérer de la cataracte.

Un autre préjugé qui arrête un certain nombre de patients atteints de cataracte et qui les empêche parfois de se soumettre à l'opération, est la terreur de la chambre noire. L'idée de rester les yeux bandés, les rideaux tirés, les volets clos, dans une chambre obscure, sans compagnie par conséquent, pendant plusieurs jours, une semaine au moins pense-t-on, est de celles qui terrifient à l'avance les malades. Et, en effet, il y a de quoi. Ce que peu de gens savent encore, et je ne sais pourquoi, c'est que la chambre noire, après l'opération de la cataracte, est une mesure que personne ou presque personne n'emploie plus, et qui n'a aucune espèce de raison d'être. C'est un procédé d'un autre âge. Autrefois, avant l'antisepsie, les opérés de cataracte étaient presque tous voués à l'iritis et la chambre noire devenait utile pour épargner au patient une photophobie résultant de la trop grande lumière. On le mettait préventivement dans l'obscurité. Aujourd'hui nos opérés n'ont plus de ces accidents à craindre et ils restent sans le moindre inconvénient et avec beaucoup d'avantages, au contraire, en pleine lumière. De même, il n'y a aucune nécessité à appliquer le pansement sur les deux yeux.

Troubles de réfraction; Presbytie

Au point de vue des lunettes, les sujets âgés sont voués, comme on sait, pour lire, au port de verres convexes, sauf les myopes. Nous ne reviendrons pas sur la façon de reconnaître la presbytie à son début; elle a été exposée au chapitre précédent. Nous dirons deux mots seulement de deux préjugés encore qui régissent l'opinion générale relativement à la vision des vieillards.

Le premier de ces préjugés est celui qui consiste à croire que la myopie doit diminuer en vieillissant et que les myopes sont ceux qui ont la meilleure condition de vue.

Cela est vrai, en effet, mais pour un nombre infiniment minime de myopes, pour ceux qui ont une myopie très faible; et encore ce phénomène heureux de la diminution de la myopie ne survient-il qu'à un âge très avancé, vers soixante-dix ans. A cet âge-là peu de gens en profitent.

L'autre préjugé, d'une application tout à fait courante, est celui qui empêche la plupart des presbytes de recourir aux verres quand ils commencent à en avoir besoin. Les presbytes préfèrent pendant longtemps se fatiguer à la lecture ou au travail et forcer leur puissance accommodative que de prendre des verres, dans la crainte de « s'abîmer les yeux » et d'être obligés rapidement de porter des verres très forts. Probablement une certaine coquetterie est la véritable raison de cette crainte; en tout cas elle n'est pas fondée.

Le vrai est que dès que l'on commence à écarter le livre ou le journal, pour mieux lire, au delà de 40 centimètres, on a besoin de porter des verres convexes. Ces verres, loin de causer à l'œil un préjudice quelconque, ne font que soulager l'accommodation, ce qui n'est jamais qu'une excellente chose; même, il faut donner aux presbytes le plus fort des numéros convexes qui les fait bien lire à 40 centimètres, car c'est celui-là qui reposera complètement le muscle ciliaire. On devra, sur ce point encore, lutter contre le parti pris de beaucoup de personnes qui ont peur de porter des verres trop forts. Bien entendu, ces verres ne conviendront qu'à la lecture ou au travail, sauf certains cas particuliers, et devront être augmentés environ tous les deux ou trois ans.

Parfois, à un certain âge les vieillards déclarent avec une grande satisfaction que leur presbytie diminue et qu'ils arrivent même à mieux lire sans leurs lunettes qu'avec leurs verres. Le médecin averti ne partagera pas ce contentement, car cette diminution dans la presbytie indique généralement un changement de réfringence du cristallin et le début de la cataracte.

TABLE DES MATIÈRES

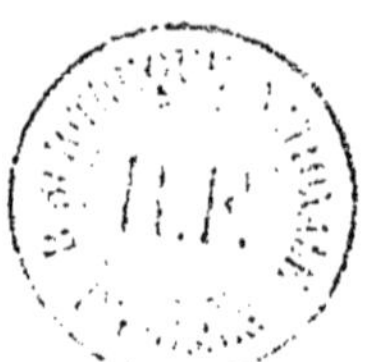

Paris. — Imprimerie Jean Gainche, 15, rue de Verneuil.

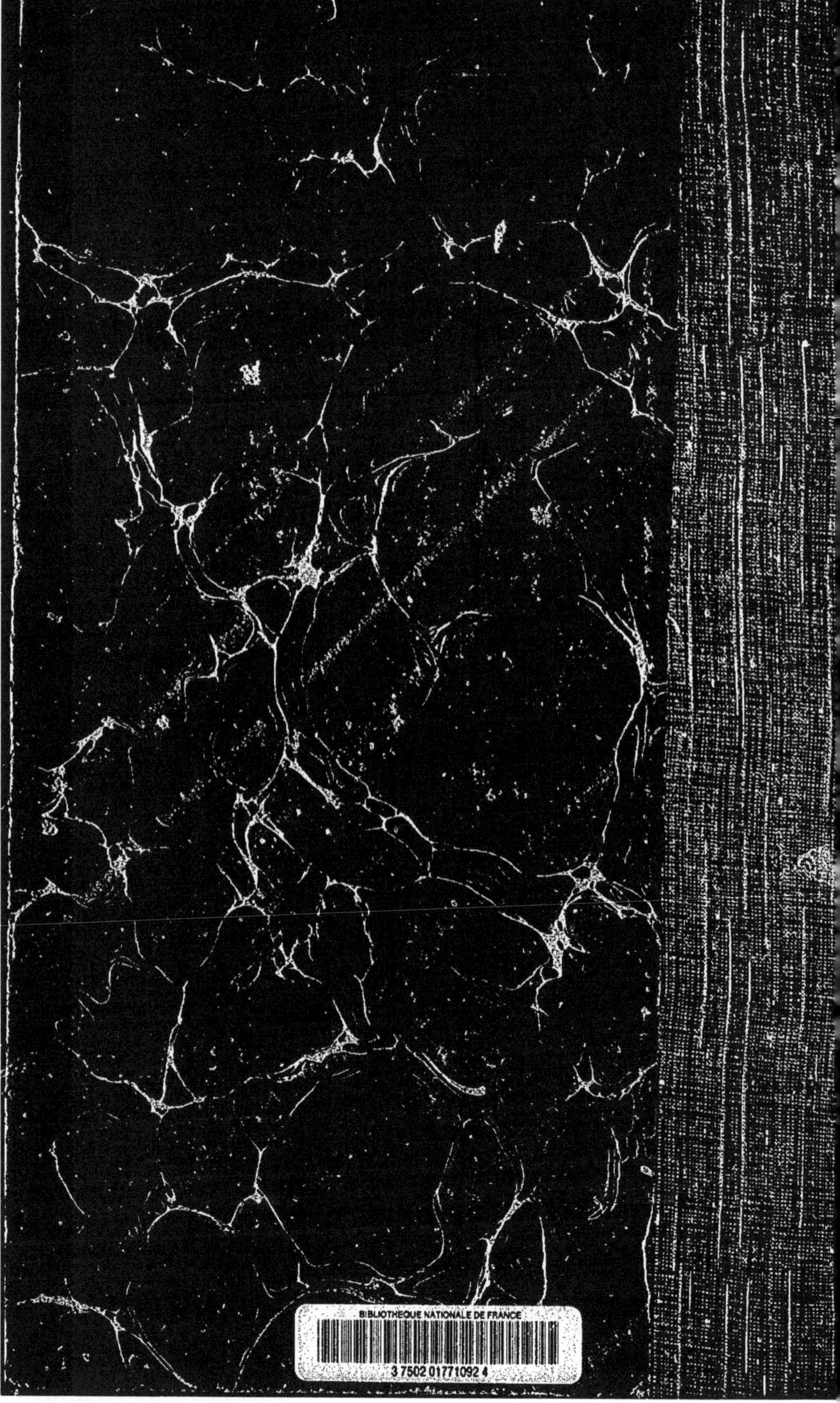

www.ingramcontent.com/pod-product-compliance
Ingram Content Group UK Ltd.
Pitfield, Milton Keynes, MK11 3LW, UK
UKHW021207220726
13924UKWH00003B/1381